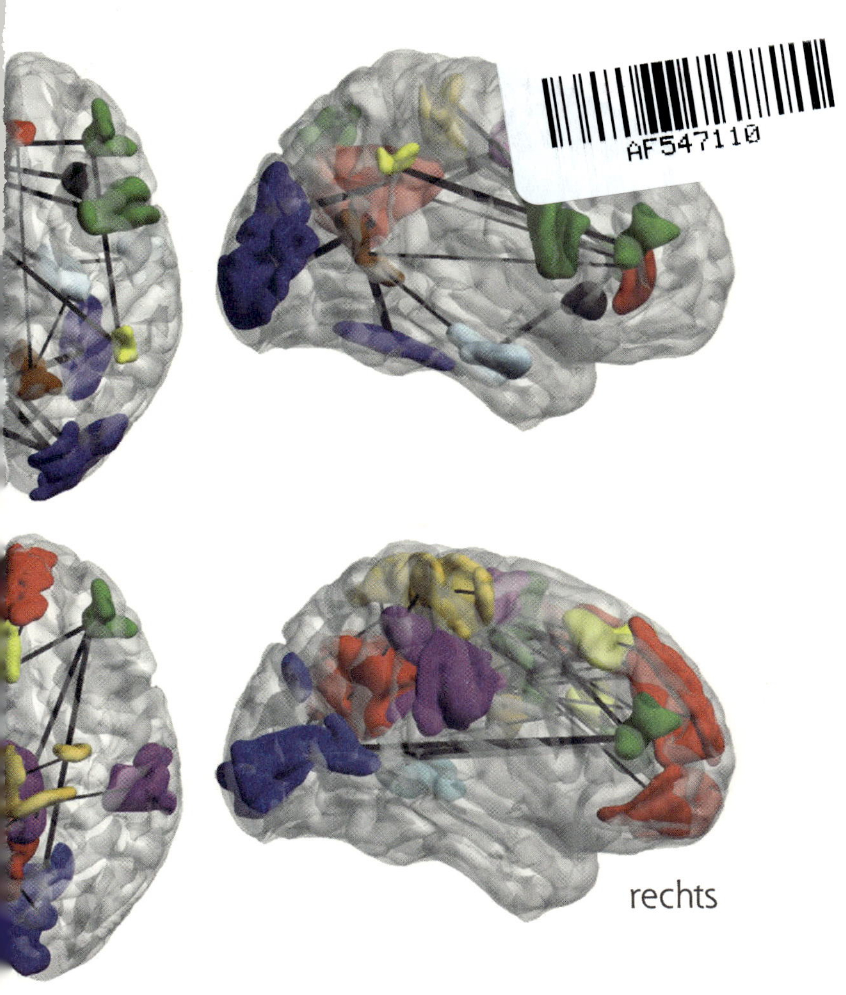

- venterales Aufmerksamkeitsnetzwerk
- dorsales Aufmerksamkeitsnetzwerk
- sensomotorisches Netzwerk der Hand
- sensomotorisches Netzwerk des Mundes
- visuelles Netzwerk

Default-Mode-Netzwerk in Rot

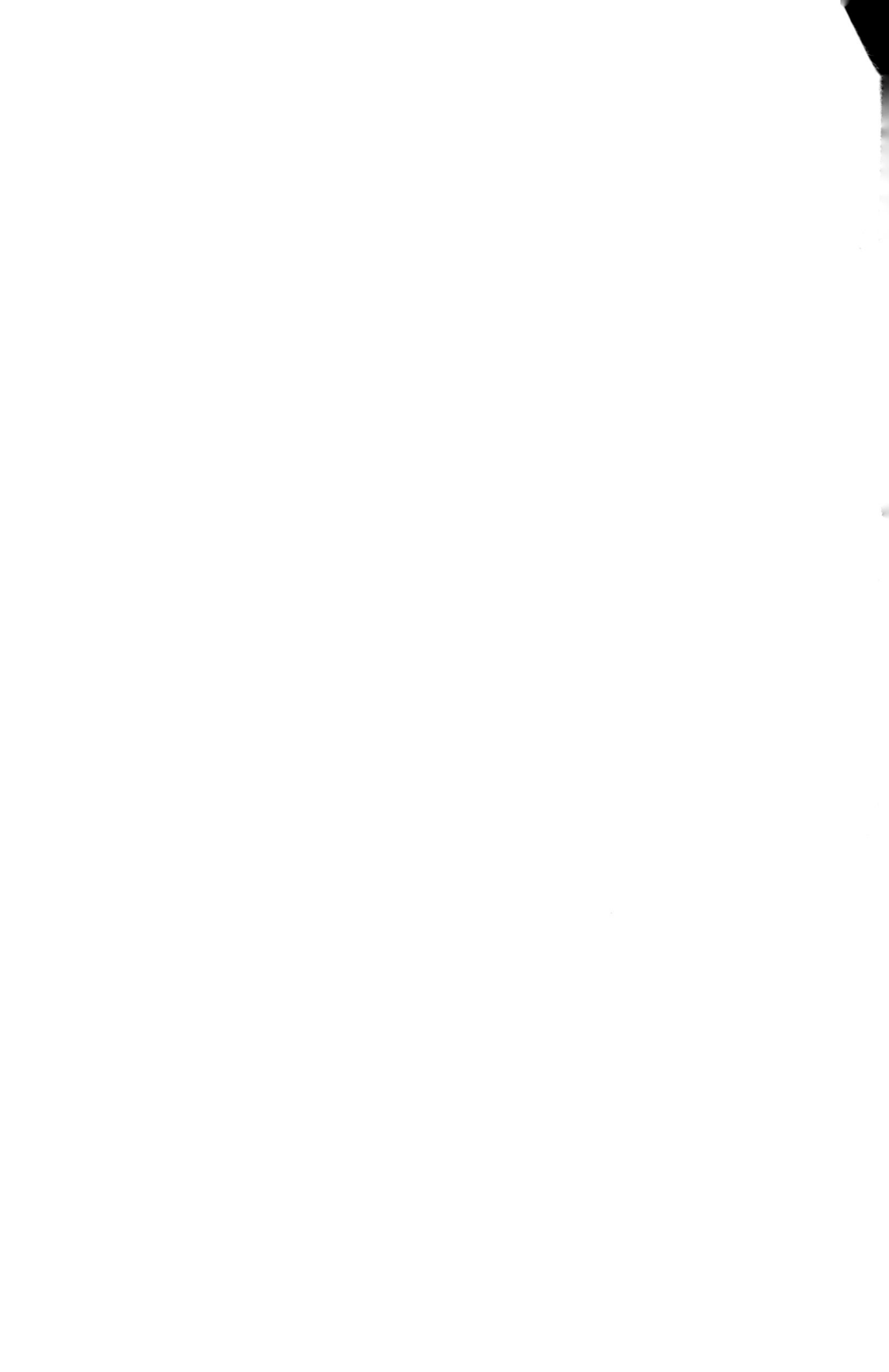

Iris Sommer

Gehirn, *weiblich*

Iris Sommer

Gehirn, *weiblich*

Unterschiede wahrnehmen, Stereotype überwinden

Die neuesten Erkenntnisse aus Neurowissenschaft und Psychologie

Aus dem Niederländischen von Bärbel Jänicke

C.H.Beck

Titel der niederländischen Originalausgabe: «Het vrouwenbrein»

Zuerst erschienen 2020 bei Uitgeverij Atlas Contact, Amsterdam

Die Übersetzung dieses Buches
wurde von der niederländischen Stiftung
für Literatur gefördert.

Nederlands
letterenfonds
dutch foundation
for literature

Mit 10 Abbildungen

Für die deutsche Ausgabe:

www.chbeck.de
Umschlaggestaltung: geviert.com, Michaela Kneißl
Satz: Fotosatz Amann, Memmingen
Druck und Bindung: CPI – Ebner & Spiegel, Ulm
Gedruckt auf säurefreiem und alterungsbeständigem Papier
Printed in Germany
ISBN 978 3 406 79213 7

myclimate

klimaneutral produziert
www.chbeck.de/nachhaltig

Inhalt

Einleitung

Bei meiner Arbeit als Neurowissenschaftlerin spielen Größe und Gewicht des Gehirns eine große Rolle. Während der Kindheit nehmen sie stark zeu, in dieser Zeit erwerben wir neue Fähigkeiten. Mit zunehmendem Alter verringern sie sich jährlich um durchschnittlich 1 Prozent. Jedes Gramm Hirngewebe, das wir zwangsläufig verlieren, macht uns in unserem Handeln und Denken ein klein wenig langsamer. Bei Menschen mit einer Alzheimer- oder Parkinsonerkrankung, aber auch bei Patienten mit psychiatrischen Erkrankungen wie Schizophrenie oder Depression geht ein kleiner Teil der Gehirnzellen verloren – etwa 1 Prozent oder etwas mehr. Auch dies geht mit einer Verringerung der geistigen Leistungsfähigkeit einher. Werden diese Gehirnerkrankungen jedoch erfolgreich behandelt, kann die Abnahme der Gehirnzellen verlangsamt werden, manchmal kommt es sogar zu einem Wachstum des Gehirns. Auch in der vergleichenden Biologie wird die Gehirngröße eines Tieres mit seinen kognitiven Fähigkeiten verknüpft. Je größer das Gehirn, desto intelligenter das Tier.

Vor diesem Hintergrund war das weibliche Gehirn für mich ein Mysterium. Das Gehirn einer Frau ist im Durchschnitt deutlich kleiner als das eines Mannes. Nun sind viele Körperteile des Mannes größer als die einer Frau. Man könnte daher schlussfolgern, dass die Größe des männlichen Gehirns lediglich der Größe des männlichen Körpers entspricht. Doch das ist nicht der Fall. Selbst wenn man die Größe des Gehirns mit Größe und Gewicht des Körpers in Relation setzt, bleibt ein frappanter Unterschied bestehen. Sogar die Anzahl der Nervenzellen im Großhirn divergiert, Frauen haben im Durchschnitt 17 Prozent weniger Nervenzellen.

Es ist wichtig zu betonen, dass auch zwischen Geschlechtsgenossen die Unterschiede groß sind; sowohl bei Frauen als auch bei Männern gibt es eine beträchtliche Streuung. Jedes Individuum hat ein anderes Gehirn; es gibt durchaus Frauen, die ein größeres Gehirn haben als ein durchschnittlicher Mann. Freilich sind das nicht besonders viele. Gruppenspezifisch betrachtet sind die Unterschiede in Größe und Gewicht des Gehirns alles andere als subtil. Dennoch gibt es keine überzeugenden Beweise dafür, dass Frauen weniger intelligent sind als Männer. Ein kleineres Gehirn, das ebenso viel leisten kann wie ein größeres: das ist in der vergleichenden Biologie ein Unikum. Wie lässt sich das erklären?

Ich selbst greife gern auf den Vergleich zwischen amerikanischen und europäischen Autos zurück, den mir Professor Dick Swaab nahelegte. Die amerikanischen Fahrzeuge sind um einiges größer, aber sind sie auch besser? Sie fahren weder schneller, noch halten sie länger. Ich bin sogar versucht zu sagen, dass europäische Autos von höherer Qualität sind. Aber ich bin nicht unparteiisch. Ich bin selbst eine Frau, mit einem ziemlich kleinen Kopf. Für meine Arbeit ist ein scharfer Verstand eine unabdingbare Voraussetzung. Offenbar kann man sie auch mit einem wesentlich kleineren Gehirn meistern. Und ich bin keine Ausnahme; die Zahl von Professorinnen nimmt rasant zu. Im Durchschnitt sind Frauen akademisch sogar etwas erfolgreicher als Männer. Wie schaffen sie das?

Was Geschlechtsunterschiede für das Gehirn bedeuten, dies zu verstehen, war auch für mich eine abenteuerliche Suche. Seit etlichen Jahren befasse ich mich (mit großer Freude) intensiv mit den vielen Facetten des weiblichen Gehirns. Das Ergebnis ist eine persönliche Synthese von Fakten und Erkenntnissen zu dem Gehirn beider Geschlechter. Ich stelle hier meine Interpretation der zahlreichen Studien vor, die weltweit zu diesem Thema durchgeführt wurden. Ich schlage Brücken, wo ich sie für angezeigt halte, und ich ziehe mögliche evolutionäre Verbindungen. Ich bin Neurowissenschaftlerin und Psychiaterin, nicht Soziologin oder Historikerin. Daher gehe ich vor allem auf die biologischen und psychologischen Unterschiede und Gemeinsamkeiten ein.

Vor Ihnen liegt ein Versuch, das Mysterium des weiblichen Gehirns zu entschlüsseln. Er ist eine Interpretation der vielen derzeit verfügbaren Daten. Das schließt nicht aus, dass auch andere Theorien und Erklärungen möglich sind. Über die Unterschiede zwischen den Gehirnen, kognitiven Fähigkeiten und Verhaltensweisen von Männern und Frauen ist schon viel geschrieben worden. Es handelt sich um ein heikles Thema. Denn in der Vergangenheit wurden vermeintliche Unterschiede dazu genutzt, die Ungleichheit zwischen den Geschlechtern zu rechtfertigen, und das vermeintliche Fehlen von Unterschieden wurde dazu eingesetzt, Chancengleichheit für beide Geschlechter zu erstreiten. In den achtziger und neunziger Jahren wurden Bücher und Artikel verfasst, die aufzeigten, wie stark sich das weibliche vom männlichen Gehirn unterscheidet und wie sich daraus ein Unterschied im Denkvermögen beider Geschlechter ableiten lässt.

In einer Gegenbewegung erschienen um die Jahrtausendwende Artikel und Bücher, die überhaupt keinen Unterschied feststellten. So schreibt beispielsweise die britische Neurowissenschaftlerin Gina Rippon in ihrem Buch *The Gendered Brain:* «Das Gehirn ist so genderneutral wie die Leber und das Herz.» Mittlerweile weiß man, dass die Lebern und Herzen von Frauen und Männern keineswegs identisch sind. Kardiologen und Pharmakologen berücksichtigen dies seit einiger Zeit.

Natürlich sind sich Männer und Frauen in Bezug auf die Funktionsweise des Körpers weitgehend ähnlich. Es gibt allerdings einige auffallende Unterschiede, die sich auch auf die Funktionsweise des Gehirns auswirken. Die Sexualhormone Östrogen und Testosteron haben großen Einfluss auf die Entwicklung des Gehirns und damit auf das Denken, Fühlen und Reagieren. Diese Wirkung setzt bereits vor der Geburt ein. Auch die Umgebung reagiert unterschiedlich auf Mädchen und Jungen, auf Frauen und Männer. Schon von Geburt an werden unterschiedliche Anforderungen an sie gestellt, ihnen werden unterschiedliche Möglichkeiten geboten. Während in Bezug auf das Denkvermögen keine großen Unterschiede zu konstatieren sind, treten Unterschiede in der Persönlichkeit deutlich hervor. Aus den jeweiligen Persönlichkeiten ergeben sich divergierende Dispositionen für Krankheiten wie Depression und ADHS. Auch die Stresssysteme von Männern und Frauen unterscheiden sich voneinander, ebenso wie die Immunsysteme und die Energieversorgung der Zellen.

All diese Facetten sorgen dafür, dass der Körper und das Gehirn einer Frau ein wenig anders funktionieren; dadurch können Frauen mit 110 Kubikzentimeter Gehirngewebe weniger doch eine vergleichbare Leistung erbringen.

Um diese faszinierenden Aspekte des weiblichen Gehirns, um die ungeahnte Erfolgsformel der kleineren Dimensionen, geht es in diesem Buch.

1

Das Verhältnis zwischen Gehirngröße und Intellekt: je größer, desto besser?

Charles Darwin schrieb 1871 bereits über den Zusammenhang zwischen Gehirngröße und Intellekt bei den Primaten, zu denen auch der Mensch gehört. Orang-Utans haben größere Gehirne als Gorillas, und Menschen haben wiederum größere Gehirne als Orang-Utans. Darwin fand es nicht mehr als logisch, dass dies stark mit der im Laufe der Evolution zunehmenden Intelligenz vom Affen zum Menschen korrelierte.

Francis Galton, Darwins Cousin, der ebenfalls Entdeckungsreisender, Anthropologe und Psychologe war, vermaß Ende des 19. Jahrhunderts an der Universität Oxford den Schädelumfang von Studenten, wobei es sich seinerzeit ausschließlich um Männer handelte. Dazu maß er den Umfang auf Höhe der Stirn.

Es stellte sich heraus, dass der Kopf von Studenten, die ihre Zwischenprüfung mit «cum laude» bestanden hatten, im Durchschnitt 5 Prozent größer war als der Kopf derjenigen, die diese Prüfung ohne Auszeichnung bestanden hatten. Dieses frühe Experiment Galtons ist noch häufiger in verschiedenen Varianten wiederholt worden. Jedes Mal hat sich seine Beobachtung bestätigt. Mittlerweile ist in 59 Studien die Kopfgröße von insgesamt 63 405 Personen vermessen worden. Dabei suchte man nach einer Korrelation mit einem Indikator für den Intelligenzgrad, sei es das Ergebnis eines IQ- oder Cito-Tests oder der Notendurchschnitt. All diese Studien ließen unisono einen klaren Zusammenhang erkennen: Je größer der Kopfumfang war, desto besser waren die Testergebnisse und Noten. Diese Korrelation war konsistent vorhanden, wies aber nur einen Koeffizienten von 0,2 auf, also einen recht schwachen Zusammenhang. Woraus folgt: Die Gehirngröße wirkt sich auf den IQ aus, aber diese Wirkung erklärt nur teilweise die Intelligenzunterschiede.

In der zweiten Hälfte des vorigen Jahrhunderts wurden bildgebende Verfahren erfunden, zunächst die Computertomographie (CT), später die Magnetresonanztomographie (MRT). Mit einem CT und einem MRT erstellt man ein Abbild des Gehirns, daher werden sie auch als «Neuroimaging-Methoden» bezeichnet. Mit diesen Verfahren kann die Größe des Gehirns viel genauer gemessen werden als mit Francis Galtons Maßband. Ein großer Schädel lässt meistens auf ein großes Gehirn schließen, aber nicht immer. In diesem Schädel befindet sich nämlich mehr als nur Hirngewebe.

Auf CT- und MRT-Bildern sind drei Teile des Gehirns zu sehen, die jeweils eine andere Grauschattierung aufweisen: die weiße Substanz, die graue Substanz und die Gehirn-Rückenmark-Flüssigkeit, die auf den meisten Darstellungen schwarz ist. Früher kam es zu sogenannten Wasserköpfen, großen Köpfen mit wenig Hirngewebe und viel Gehirn-Rückenmark-Flüssigkeit. Heute lässt sich das glücklicherweise operativ korrigieren.

Die graue Substanz besteht hauptsächlich aus den Zellkörpern der Nervenzellen und ihren kurzen Ausläufern sowie aus den sie umgebenden Stützzellen (Gliazellen) und Blutgefäßen. Diese kurzen Ausläufer stellen den Kontakt zu anderen benachbarten Nervenzellen her.

Die weiße Substanz wird von den langen Ausläufern der Nerven-

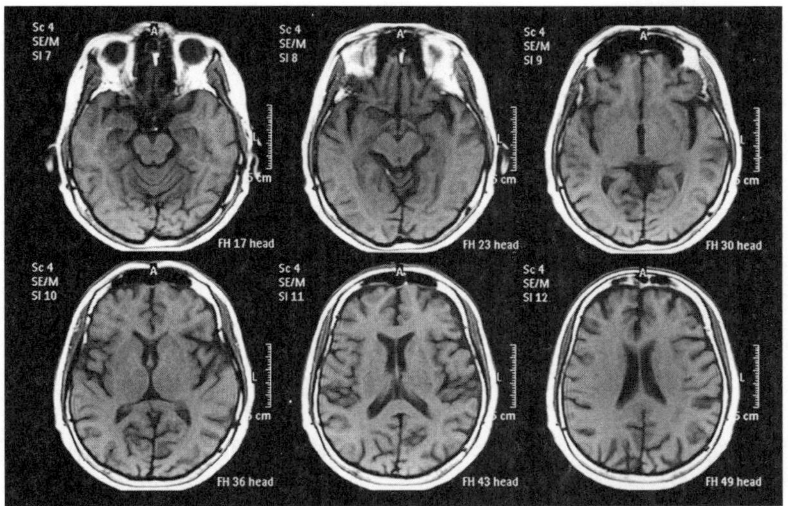

Horizontaler Querschnitt des Gehirns, aufgenommen mit MRT. Die graue Substanz ist außen zu sehen, die weiße Substanz in der Mitte und der Liquor tief im Inneren des Gehirns.

zellen gebildet, die mit anderen im Gehirn weit entfernt liegenden Nervenzellen in Kontakt stehen. Als Autobahnen des Gehirns liegen sie in dicken Bündeln nebeneinander. Diese Bündel sind häufig mit einer Isolierschicht überzogen, damit die elektrischen Signale, mit deren Hilfe sie kommunizieren, schnell übertragen werden können. Diese Isolierschicht besteht aus Fett (Myelin), das eine weiße Farbe hat, daher der Name «weiße Substanz».

Zu guter Letzt gibt es noch die Gehirn-Rückenmark-Flüssigkeit, die auch «Liquor» genannt wird. Im Zentrum des Gehirns liegen die Ventrikel, ein System von kommunizierenden Gefäßen, die mit Flüssigkeit gefüllt sind. Dieses Ventrikelsystem fungiert als Stoßdämpfer, aber auch als Müllabfuhr. Während des Schlafes kann die Flüssigkeit tiefer in das Hirngewebe gelangen, da dabei mehr Platz zwischen den Zellen entsteht. Der Liquor spült dann die Abfallstoffe aus. Wenn man eine Zeit lang nicht schläft, sammelt sich dieser Abfall an. Vor allem Adenosin, ein Abfallprodukt der Energieversorgung, sorgt dann dafür, dass das Gehirn nicht mehr richtig funktioniert. Man ist müde, kann nicht mehr richtig nachdenken, wird emotional labil oder bekommt Kopfschmerzen. Bleibt man sehr lange wach, entwickelt man Halluzinationen und Wahnvorstellungen. Schon nach wenigen Stunden Schlaf ist das Adenosin abgebaut und die Beschwerden verschwinden. Mit zunehmendem Alter verringert sich die reinigende Wirkung des Liquors, Abfallstoffe können im Gehirn zurückbleiben. Wenn sich Hirngewebe durch Krankheit oder Alterung reduziert, besetzen die Ventrikel mit ihrem Liquor den freiwerdenden Raum und werden etwas größer. Größere Ventrikel sind daher auch ein Zeichen für einen stärkeren Gewebezerfall.

Während die Größe des Gehirns zunächst nur etwas über die Gesamtmenge der grauen Substanz, der weißen Substanz und der mit Liquor gefüllten Ventrikel aussagt, lassen sich mit einem CT oder einem MRT die Dimensionen der verschiedenen Komponenten messen. Mittlerweile ist in 28 CT- und MRT-Studien bei 1389 Teilnehmern gemessen worden, in welchem Zusammenhang Gehirnvolumen und Intelligenz stehen. Auch hier gelangte man zur gleichen Schlussfolgerung: je größer das Gehirn, desto intelligenter der Mensch. Die Korrelation fiel in diesen Studien etwas stärker aus: Der Koeffizient lag bei 0,4, was schon einen beträchtlichen Teil der Variationsbreite des IQs erklärt. Dennoch lassen sich die größten Intelligenzunterschiede nicht durch die Gehirngröße erklären. Was bedeutet, dass es noch andere Faktoren gibt, die maßgeblich darüber bestimmen, wie intelligent ein Mensch ist. Auf diese Faktoren kommen wir zu sprechen, wenn wir nach den Unterschieden zwischen Männern und Frauen suchen.

Die Korrelation zwischen Gehirnvolumen und Intelligenz ist also nicht von der Hand zu weisen. Dieser Zusammenhang wurde bei alten türkischen Männern, bei indigenen amerikanischen Schülerinnen, bei russischen Nonnen, bei schwedischen Rekruten und von Francis Galton im 19. Jahrhundert bei Oxford-Studenten gefunden. In allen Altersgruppen und in allen Kontinenten zeigt sich diese Korrelation von etwa 0,4 zwischen Gehirngröße und Intellekt. Selbst innerhalb einer Familie hängen Intelligenz und Gehirngröße zusammen. Familien mit großen Gehirnen sind durchschnittlich etwas klüger als Familien mit kleinen Gehirnen. Innerhalb von Familien sind Babys mit einem großen Kopf im Durchschnitt klüger als ihre Geschwister, die mit einem kleineren Kopf geboren wurden.

Dieser letzte Befund ist wichtig. Erziehung, Ernährung, Bildung und sozioökonomische Schicht haben einen großen Einfluss auf die Intelligenz, vor allem im Jugendalter. Innerhalb von Familien wirken sich diese Faktoren in der Regel gleich aus, zumindest bei Familienmitgliedern des gleichen Geschlechts. Der Effekt der Gehirngröße auf den Intelligenzquotienten ist allerdings auch dann noch nachweisbar.

Die Veranlagung zu einem größeren Gehirn ist zu einem wesentlichen Teil erblich bedingt, und Wissenschaftler haben auch bereits eine Vorstellung davon entwickelt, welche Gene dabei eine Rolle spielen. Eineiige Zwillinge, die genau die gleichen Gene haben, verfügen über fast gleichgroße Gehirne, und auch ihre Intelligenz ist nahezu identisch. Die Korrelation zwischen den IQs solcher Zwillinge liegt im Durchschnitt bei 0,8, es besteht also ein sehr starker Zusammenhang.

In Minnesota ist in einer wissenschaftlichen Studie eine einzigartige Gruppe von dreiundneunzig eineiigen Zwillingen untersucht worden, die weit voneinander entfernt aufwuchsen. Es handelte sich um Zwillinge, die von einem Waisenhaus getrennt zur Adoption freigegeben wurden. Man dachte, dass ein Kind leichter zu vermitteln sei als zwei. So kamen diese eineiigen Zwillinge, die gewöhnlich sehr aneinander hängen, zu verschiedenen Adoptiveltern. Nur Zwillinge können wohl voll und ganz ermessen, wie grausam das ist. Einige waren so jung, dass sie sich später nicht mehr an ihren Zwillingsbruder oder ihre Zwillingsschwester erinnern konnten. Es erwies sich, dass innerhalb dieser Gruppe genetisch identischer, aber getrennt aufgewachsener Zwillinge die Korrelation ihres IQs sehr hoch (0,78) war, fast so hoch wie zwischen eineiigen Zwillingen, die zusammen aufgewachsen waren.

Doch auch Umgebung und Erfahrung beeinflussen den IQ und die Gehirngröße. Wenn man eine anspruchsvolle Ausbildung durchläuft oder einen komplexen Beruf ausübt, wächst das Gehirn. Ältere Menschen können ihr Denkvermögen in Schwung bringen, indem sie die Anforderungen an sich selbst erhöhen und zum Beispiel eine neue Sprache oder ein neues Musikinstrument spielen lernen. Bei Kindern besteht eine starke Wechselwirkung zwischen erblicher Veranlagung und Umgebungsfaktoren. Intelligente Kinder (mit großen Gehirnen) suchen nach Situationen, in denen sie gefordert werden – was sie noch intelligenter macht. So entwickelt sich eine zirkuläre Stimulation von Gehirnwachstum und Intellekt.

Menschen sind im Allgemeinen in gewissen Proportionen gebaut; große Köpfe sitzen meistens auf großen Körpern. In einer Gruppe von 6235 amerikanischen Rekruten betrug die Korrelation zwischen Kopfgröße und Körpergröße 0,4. Die Körpergröße sagt also schon einiges über die Größe des Gehirns aus. Bedeutet das auch, dass größere Menschen durchschnittlich etwas intelligenter sind als kleinere Menschen? Das scheint tatsächlich der Fall zu sein! Wissenschaftler maßen die Körpergröße von zehntausend schottischen Schulkindern im Alter von sieben Jahren. Im Alter von elf Jahren legten diese Kinder eine Grundschulabschlussprüfung ab. Ihre Körpergröße im Alter von sieben Jahren korrelierte (mit 0,2) signifikant mit ihren Prüfungsergebnissen. In Schweden kam man zum gleichen Schluss: Man maß zunächst die Körpergröße bei 950 000 jungen Männern im Alter von achtzehn Jahren. Später stellte man fest, dass die Wahrscheinlichkeit, mit siebenundzwanzig Jahren eine gute Ausbildung abgeschlossen zu haben, bei denjenigen höher lag, die mit achtzehn schon größer waren. Die Körpergröße ist also kein alles entscheidender Maßstab, aber sie steht durchaus in einem soliden Zusammenhang mit der Intelligenz.

Eine gute Ernährung spielt dabei sicherlich eine Rolle. Kinder, die unterernährt sind, erreichen weder ihre maximale Intelligenz noch ihre maximale Körpergröße. Glücklicherweise ist Unterernährung in unseren Gefilden selten. Vielleicht hat das schottische Ergebnis auch mit der Gehirnreifung zu tun, die wie das Körperwachstum stark von den Sexualhormonen abhängt. Doch die Korrelation zwischen Körpergröße und Intelligenzquotient bleibt auch innerhalb von Familien und auch über die Adoleszenz hinaus bestehen. Das verkompliziert den Zusammenhang zwischen Intelligenz und Gehirngröße. Sollten wir vielleicht die Körpergröße berücksichtigen, wenn wir den Gehirnumfang einer Person betrachten? Oder ist die Korrelation zwischen Gehirnumfang und Intellekt selbst interessanter?

Ich kenne die Antwort nicht. Es steht jedoch fest, dass beide Korrelationen, sowohl die normale Gehirngröße als auch die Gehirngröße in Relation zur Körpergröße offenbar in signifikantem Zusammenhang mit dem IQ stehen.

Der Zusammenhang zwischen Gehirngröße und IQ besteht nicht allein beim Menschen, er findet sich auch bei Hunden, Ratten, Vögeln und sogar Reptilien. Bei Affen hat man noch weitere interessante Zusammenhänge entdeckt. Affenarten mit größeren Gehirnen können in größeren Gruppen zusammenleben. Eine große Affengruppe ist viel stärker, und die Überlebenschancen innerhalb großer Gruppen ist höher. Aber die soziale Struktur ist kompliziert und erfordert gut entwickelte soziale Fähigkeiten. Nur Affenarten mit großen Gehirnen sind dazu in der Lage.

Affen und viele andere Säugetiere leben, ebenso wie der Mensch, nicht vereinzelt. In diesem Lichte besehen ist es auffallend, dass in den Standard-IQ-Tests keine sozialen Fähigkeiten gemessen werden. Auch Cito-Tests übergehen sie. Soziale Intelligenz ist jedoch ein sehr wichtiger Maßstab. Ob man sich innerhalb einer komplexen sozialen Struktur behaupten kann, ist für den beruflichen Erfolg und das Lebensglück des Einzelnen von entscheidender Bedeutung.

Lange bevor es Menschen gab, und auch lange vor den Säugetieren, bestand schon ein Zusammenhang zwischen Gehirngröße und IQ. Im Paläozoikum – vor 500 bis 250 Millionen Jahren, zu einer Zeit, als Pangea (der ungeteilte Kontinent) noch bestand und sich die ersten Wirbeltiere und später auch Landtiere entwickelten – hatten die Tiere nur entsetzlich wenig Gehirn. Vor allem in Anbetracht ihres mitunter hohen Körpergewichts. Um völlig unterschiedliche Tierarten miteinander vergleichen zu können, verwendet man den Enzephalisationsquotienten (EQ). Dieser Wert wird berechnet, indem das Gewicht des Gehirns mit 0,12 multipliziert und dann durch das mit 0,67 multiplizierte Körpergewicht dividiert wird. Tiere aus dem Paläozoikum hatten einen durchschnittlichen Enzephalisationsquotienten von 0,001. Im Mesozoikum (vor 250 bis 60 Millionen Jahren) stieg dieser Wert langsam auf 0,1, um bis heute etwa 1 zu erreichen. Dieser Wert von 1 für den EQ ist für die meisten heute auf der Erde lebenden Tiere eine einigermaßen angemessene Schätzung. Der EQ des Menschen liegt weit höher, bei etwa 7 bis 8. Aber auch Affen, Wale und Delphine haben einen hohen EQ. Wie intelligent ein Wal genau ist, lässt sich nur schwer herausfinden – denn wie ließe sich das testen? Von seiner sozialen Intelligenz ganz zu schweigen. Sein enormes Gehirn lässt jedoch, selbst unter Berücksichtigung seines noch viel höheren Körpergewichts, vermuten, dass dieses Tier sehr intelligent sein könnte und vielleicht auch sehr sozial.

Wenn wir in der menschlichen Evolution zurückgehen, stellt das Wachstum des Gehirns darin die wichtigste Veränderung dar. Dadurch wurde der Schädel größer, und auch die Form des Kopfes veränderte sich. Unser Gehirn ist im Durchschnitt 30 Prozent größer als das des Homo erectus. Im Vergleich zum Homo habilis ist das Gehirn des Homo sapiens doppelt so groß, und gemessen an dem des Schimpansen sogar dreimal so groß. Diese Zunahme der Gehirngröße ging Hand in Hand mit der Verwendung anspruchsvollerer Werkzeuge, dem Leben in größeren Gruppen mit einer komplexeren Sozialstruktur, der Einführung symbolischer Kommunikation und kultureller Ausdrucksformen wie Wandmalereien, Schmuck und bearbeiteten Gefäßen.

Im Laufe der Evolution, insbesondere wenn man die menschliche Evolution mit einbezieht, zeichnet sich eine starke und stetige Zunahme der Gehirngröße ab. Parallel dazu wurden die Tiere und Humanoiden auch immer intelligenter. Lässt sich daraus für das Gehirn folgern: Je mehr, desto besser?

Eine größere Gehirnmasse scheint tatsächlich große Vorteile zu haben. Damit kann man sich in größeren sozialen Gruppen behaupten, sie verkürzt die Reaktionszeit und macht es möglich, sich besser zu merken, wo Nahrung zu finden ist, Gefahr lauert oder Artgenossen anzutreffen sind. Damit lassen sich Impulse besser kontrollieren, man kann besser planen und organisieren. Es besteht sogar ein Zusammenhang zwischen einem größeren Gehirn und einer längeren Lebensdauer. Es gibt aber auch eine Kehrseite. Gehirne sind enorme Energiefresser. Das menschliche Gehirn macht nur 2 Prozent des Körpergewichts aus, verbraucht aber gut und gerne 20 Prozent der Energie. In Zeiten von Knappheit muss dem eine ganze Menge an zusätzlicher Nahrung korrespondieren, damit sich der Energieaufwand lohnt. Gorillas haben ein Gehirn, das nur 33 Prozent des menschlichen Gehirns wiegt, sie verbrauchen dafür 10 Prozent der Kalorien, die sie aufnehmen. Ein Gorilla verbringt etwa acht Stunden pro Tag mit Nahrungssuche und -aufnahme, um genügend Kalorien zu sich zu nehmen. Um ein so großes, energiefressendes Gehirn wie das des Menschen zu bekommen, kämen noch einmal 10 Prozent Energiekosten obendrauf, was die Gesamtzeit, die er für seine Futtersuche aufwenden müsste, unmöglich lang machen würde.

Dass diese zusätzliche Gehirnentwicklung bei den Hominiden, von denen wir abstammen, dennoch gelungen ist, ist der Entdeckung des Feuers zu verdanken. Wahrscheinlich haben unsere entfernten Vorfahren seit dem Homo erectus gekocht. Dadurch ließ sich die Nahrung viel leichter kauen und besser verdauen. Zudem konnten sie aus der gleichen Nahrung mehr Energie gewinnen und benötigten daher viel weniger Zeit zur Nahrungssuche. Hätten wir Menschen nicht kochen gelernt, wäre es wohl höchst fraglich, ob unser Zugewinn an Intelligenz die Kosten für das energiefressende Gehirn aufgewogen hätte. Wahrscheinlich nicht.

Neben diesem zusätzlichen Energiebedarf bringt ein großes Gehirn noch weitere Nachteile mit sich. Es dauert länger, bis ein großes Gehirn ausgereift ist. Daher sind Jungtiere mit großen Gehirnen länger von ihren Eltern abhängig. Die Eltern können oft nur ein einziges Jungtier gleichzeitig versorgen, und die Fortpflanzung wird ausgesetzt, bis die Jungtiere sich selbst versorgen können. Die erfolgreiche Arterhaltung wird daher stark von der langsamen Reifung großer Gehirne beeinträchtigt.

Mütter von Säugetieren mit großen Gehirnen zahlen noch einen zusätzlichen Preis. Bei der Geburt muss der Kopf des Babys den Geburtskanal passieren. Ein dicker Kopf macht die Geburt für Mutter und Kind schmerzhaft, mühselig und riskant. Daher gibt es auch ein maximales Gehirnwachstum, das der Größe des weiblichen Beckens entspricht.

Wie bereits gesagt, ist die Gehirngröße nicht alles, worauf es ankommt. Es gibt zum Beispiel ziemlich dumme Nagetiere, deren Gehirn größer ist als das Gehirn ziemlich intelligenter Affen. Die Korrelation von Gehirngröße und IQ liegt im Durchschnitt bei 0,4. Es gibt also noch andere maßgebliche Faktoren. Einer davon ist die Zusammensetzung des Gehirngewebes. 50 Gramm Gehirngewebe liefert bei manchen Tierarten offenbar mehr Denkfähigkeit als bei anderen. Es macht einen Unterschied, wie viele und welche Art von Gehirnzellen pro Quadratzentimeter Hirngewebe vorhanden sind. Dieses Gewebe besteht aus unterschiedlichen Zellen, die mehr oder weniger dicht beieinander liegen und mehr oder weniger stark miteinander verbunden sind. Je dichter die Gehirnzellen beieinander liegen und je mehr Nervenzellen im Verhältnis zu den Stützzellen vorhanden sind, desto intelligenter ist die Art.

Wie viele Zellen haben wir Menschen eigentlich in unserem Gehirn? Das ist nicht so einfach zu bestimmen. Bis in die achtziger Jahre betrachteten Forscher immer einen Teil des Gehirns scheibchenweise unter dem Mikroskop; sie zählten, wie viele Zellen pro Quadratzentimeter eines Scheibchens vorhanden waren. Der Wert, der sich daraus ergab, wurde dann mit der Anzahl der Scheibchen, aus denen das ganze Gehirn bestand, multipliziert. Diese Methode ist fehleranfällig.

Von 2005 an entwickelte die Gruppe von Suzana Herculano-Houzel, einer Neurowissenschaftlerin aus Rio de Janeiro, eine neue Methode: Sie kochten Gehirnsuppe. Es war eigentlich kein richtiges Kochen, eher ein Mixen, aber es entstand eine richtige Suppe, eine Art Gazpacho. Dazu muss innerhalb von vierundzwanzig Stunden nach dem Tod eines Menschen Formalin (eine Fixierflüssigkeit) durch die Hauptschlagadern in das Gehirn gepumpt werden. Dann wird das Gehirn entnommen und «homogenisiert»; am Küchenherd würde man diesen Vorgang wohl Pürieren nennen. Diese «Suppe» wird anschließend Milliliter für Milliliter durch einen Kernzähler geleitet, mit dem sich die Anzahl der im Gehirn ehemals vorhandenen Nervenzellen genau bestimmen lässt. Als Hirn-Fan finde ich es natürlich bedauerlich, dieses wunderschöne Organ durch den Mixer zu jagen, aber dank Suzana Herculano-Houzels Suppe verfügen wir heute über hervorragende Informationen.

Ein menschliches Gehirn enthält im Durchschnitt etwa 83 Milliarden Nervenzellen. Mein Freund und norwegischer Mentor, der Psychologe Kenneth Hugdahl, hat oft gescherzt, dass wir mehr Gehirnzellen in unserem Gehirn hätten als Norwegen Dollars auf der Bank. Aber da hat er sein Land unterschätzt; Norwegen hat weit mehr Dollars auf der Bank. Daher hat er seinen Text nun verändert: «Wir haben mehr Verbindungen in unseren Gehirnen als Norwegen Dollars auf dem Bankkonto.» Darauf ist Norwegen noch eine Antwort schuldig geblieben.

In dieser Suppe schwimmen aber nicht nur Nervenzellen, sondern auch «Gliazellen», also Stützzellen, die dafür sorgen, dass es den wertvollen Nervenzellen an nichts fehlt. Sie sorgen für Glukose, Sauerstoff, Schutz und Stabilität, und sie produzieren Wachstumsfaktoren, eine Art Flüssigdünger, für die Nervenzellen. Bis vor kurzem dachte man, dass auf jede Nervenzelle in unserem Gehirn etwa zehn Stützzellen kämen. Das habe ich in meinem Medizinstudium in den neunziger Jahren auch noch gelernt. Man dachte, unsere Nervenzellen seien eine Art Prinzessinnen auf einer Erbse, mit einer ganzen Heerschar von Lakaien, die ihnen zu Diensten sind. Doch diese Vorstellung ist falsch, auch wenn sie sich in einigen Lehrbüchern immer noch findet. Das Verhältnis ist ungefähr eins zu eins. Auch das wissen wir heute, dank Herculano-Houzels Gehirnsuppe.

Das Großhirn, das wir als Hirnrinde oder Kortex bezeichnen, macht gut 80 Prozent des Gehirngewichts aus. Es enthält nur 19 Prozent der Nervenzellen, das viel leichtere Kleinhirn (das Zerebellum) hingegen 70 Prozent. Dieses Kleinhirn verfügt über relativ wenige Stützzellen; es ist eine ausgesprochen dichte Masse mit vielen Zellen pro Quadratzentimeter.

Die Hirnforschung konzentriert sich vor allem auf das Großhirn. Da sich gerade dieser Teil des Gehirns im Laufe der Evolution am stärksten verändert hat, sollte davon auszugehen sein, dass die meisten charakteristisch menschlichen Eigenschaften dort zu finden sind. Aber das ist noch fraglich. Vom Kleinhirn wissen wir noch nicht viel. Wir wissen zwar etwas über seine Rolle bei der Steuerung des motorischen Systems, aber über seine Rolle in Bezug zur Intelligenz wissen wir bedauerlich wenig. Das Kleinhirn ist die Terra incognita des Gehirns.

Eine weitere Erkenntnis aus der Gehirnsuppenküche: Herculano-Houzel stellte fest, dass die Zahl der Nervenzellen pro Quadratzentimeter bei allen Primaten – im Gegensatz zu anderen Tieren – ungefähr gleich ist. Sie zeigte beispielsweise, dass das durchschnittlich 400 Gramm schwere Gehirn einer Kuh viel weniger Nervenzellen enthält als das 400 Gramm schwere Gehirn eines Schimpansen. Primaten beherrschen die Kunst, Nervenzellen so dicht nebeneinander zu packen, dass pro Quadratzentimeter Hirngewebe eine enorme Denkleistung generiert wird. Das erklärt auch, warum die Tiere mit den größten Gehirnen (Wale und Elefanten) nicht die allerintelligentesten sind. Sie haben weniger dicht zusammengepacktes Hirngewebe und daher weniger Nervenzellen.

Für die Gehirngröße spielen nicht nur die Körpergröße und die Zelldichte eine Rolle, auch das Alter hat darauf großen Einfluss. Bei der Geburt wiegt unser Gehirn durchschnittlich an die 400 Gramm. In den ersten Lebensjahren wächst das Gehirn schnell, bis es im Alter von sechs Jahren ein Durchschnittsgewicht von 1200 Gramm erreicht. Da das Gehirn in der Kindheit so schnell wächst, ist in dieser Zeit eine gute Ernährung essenziell. Das bedeutet viel gute Fette aus Fisch, Nüssen und Samen, viel Obst und Gemüse. Nach dem sechsten Lebensjahr verlangsamt sich das Gehirnwachstum, im Alter von etwa fünfundzwanzig Jahren erreicht das Gehirn mit durchschnittlich 1450 Gramm sein maximales Gewicht. Danach nimmt es langsam wieder ab, und zwar um etwa zwei Gramm pro Jahr bis zu einem Alter von achtzig Jahren. In der letzten Lebensphase beschleunigt sich die Abnahme des Gehirngewichts.

Die Zunahme und die spätere Abnahme des Gehirngewichts verlaufen bei der grauen und weißen Substanz nicht gleich. Die graue Substanz erreicht bereits im Alter von vier Jahren ihr Maximum. Während die weiße Substanz, die hauptsächlich aus Fernverbindungen besteht, sich bis zum Alter von etwa fünfundzwanzig Jahren weiterentwickelt. Ab diesem Alter verringert sich die graue Substanz langsam, während die weiße Substanz noch sehr lange Zeit auf dem gleichen Niveau bleibt. Die Reduzierung der grauen Substanz wird durch eine Zunahme von Liquor in den Ventrikeln kompensiert, so dass der Schädel gut gefüllt bleibt und das Gehirn in unserem Kopf nicht herumschwappt.

Im Laufe unseres Lebens bleibt eine Korrelation zwischen Gehirngewicht und Intellekt bestehen. Während der Kindheit und Jugendzeit nehmen sowohl das Denkvermögen als auch das Gewicht des Gehirns zu. Aber zwischen dem fünfundzwanzigsten und fünfundvierzigsten Lebensjahr verringern sie sich wieder. Ab dem fünfundvierzigsten Lebensjahr verläuft dieser Reduktionsprozess etwas schneller, um im Alter über achtzig richtig Fahrt aufzunehmen. Unsere Hardware nimmt mit dem Älterwerden ab, und das geht auf Kosten unseres Denkvermögens. Dieser Abbau des Gehirns beginnt schon früh, lange bevor wir mit altersbedingten Beschwerden zu kämpfen haben. Schon ab dem fünfundvierzigsten Lebensjahr verspüren viele Menschen etwas davon. Es dauert beispielsweise etwas länger, um auf ein Wort zu kommen. Oft handelt es sich dabei um schwierige Wörter, die man nicht so oft verwendet. Sie fallen uns zwar ein, aber erst nachdem wir sie eigentlich gebraucht hätten. Dabei handelt es sich (noch) nicht um den Verlust von Wörtern oder Wissen, doch die Zeit, die wir brauchen, um das Wort aus den Tiefen unseres Gehirns hervorzukramen, hat erheblich zugenommen.

Eine andere Funktion, die sich mit zunehmendem Alter deutlich verschlechtert, ist die Reaktionsgeschwindigkeit. Gleichwohl wird man als Akademiker nicht gebeten, mit fünfundvierzig Jahren in den Ruhestand zu gehen. Zum Glück. Denn man kann auch eine Menge kompensieren. Man gewinnt ständig an Erfahrung hinzu. Viele Probleme sind einem schon früher einmal begegnet und man hat sie schon einmal bewältigt. Man muss also das Rad nicht ständig neu erfinden.

Bei Patienten, die an der Alzheimerkrankheit leiden, reduziert sich das Gehirnvolumen schneller als bei gesunden Menschen. Die Reduzierung des Hippocampusvolumens ist bei ihnen am auffälligsten. Sie ist im MRT, das zur Verbesserung der Alzheimer-Diagnose eingesetzt wird, gut zu erkennen. Die Verringerung des Volumens ist jedoch nicht auf den Hippocampus beschränkt. Auch die mit Liquor gefüllten Gehirnkammern werden größer. Die allgemeine Abnahme des Hirnvolumens bei Alzheimerpatienten korreliert mit der Schwere der Symptome: je stärker die Abnahme (das heißt je kleiner das Hirnvolumen), desto stärker die Beeinträchtigung des Denkvermögens. Die Auswirkungen des normalen Alterungsprozesses sind jedoch größer: In Bezug auf das Hirnvolumen ist der Unterschied zwischen einem gesunden Zwanzigjährigen und einem gesunden Siebzigjährigen viel größer als der Unterschied zwischen einem gesunden Siebzigjährigen und einem Siebzigjährigen mit Alzheimer.

Auch bei anderen Hirnerkrankungen wie Multiple Sklerose (MS), Schizophrenie und Parkinson ist eine Verringerung des Gehirnumfangs nachweisbar, die mit einer Reduzierung der geistigen Leistungsfähigkeit einhergeht. Je stärker der Verlust an Hirnvolumen, desto stärker die Beeinträchtigung des Denkvermögens. Dementsprechend korreliert auch im Laufe des menschlichen Lebens – ob nun mit oder ohne Hirnerkrankung – die Gehirngröße mit dem Denkvermögen.

Aber welche Bedeutung ist nun der unterschiedlichen Gehirngröße von Männern und Frauen beizumessen?

Paul Broca war ein berühmter französischer Anatom, der im 19. Jahrhundert an der Sorbonne in Paris lehrte. Broca ist vor allem bekannt wegen seiner Entdeckung des nach ihm benannten Sprachareals im Gehirn, dem Broca-Areal, das beim Sprechen aktiv ist. Er war aber auch einer der ersten, der das weibliche Gehirn erforschte. So fiel ihm bereits 1860 auf, dass Männer ein größeres Gehirn haben als Frauen. Er vermutete, dass dies wahrscheinlich auf die größeren Körpermaße von Männern zurückzuführen sei, wodurch ihre Hände und Füße, ihr Kopf und natürlich auch ihr Gehirn nun einmal größer ausfielen. Diese Erklärung schien ihm einleuchtend und er ließ es dabei bewenden. In den folgenden hundert Jahren folgten die Anatomen bei der Untersuchung von weiblichen Gehirnen dieser Logik.

Erst in den neunziger Jahren des vergangenen Jahrhunderts zeigten Davison Ankney und seine Kollegen, dass es sich anders verhält. Ankney, ein aus Kanada stammender Zoologe, und sein Team konnten bei ihrer Forschung auf eine große Gruppe Verstorbener zugreifen; dabei kamen sie auf die geniale Idee, Männer und Frauen ähnlicher Größe miteinander zu vergleichen. Die durchschnittliche Körpergröße amerikanischer Männer betrug damals 1,68 Meter. Zum Vergleich suchte er nach Frauen mit der gleichen Körpergröße. Ankney fand heraus, dass das Gehirn von Männern mit einer Größe von 1,68 Metern durchschnittlich 100 Gramm schwerer war als das gleich großer Frauen.

Wenn man bedenkt, dass das Gewicht des Gehirns mit zunehmendem Alter jährlich im Durchschnitt um zwei Gramm abnimmt, machen 100 Gramm Gehirn einen gewaltigen Unterschied aus. Eine große Studie unter Armeeangehörigen aus dem Jahr 1992 kam zu dem gleichen Ergebnis: Unter Berücksichtigung von Größe, Alter und militärischem Rang hatte der durchschnittliche männliche amerikanische Soldat ein Gehirnvolumen von 1442 Kubikzentimetern, bei einer durchschnittlichen Soldatin betrug es 1332 Kubikzentimeter. Das bedeutet eine Differenz von 110 Kubikzentimetern. Sogar unter Berücksichtigung von Größe, Alter und militärischem Rang kam diese Studie zu dem Schluss, dass Frauen kleinere und leichtere Gehirne haben.

Diese Differenz des Gehirnvolumens zwischen den Geschlechtern vergrößert sich im Laufe des Lebens allmählich. Bei der Geburt ist das Gehirn von Jungen (nach Körpergröße korrigiert) nur fünf Kubikzentimeter größer als das von Mädchen. Nach einem Jahr beträgt der Un-

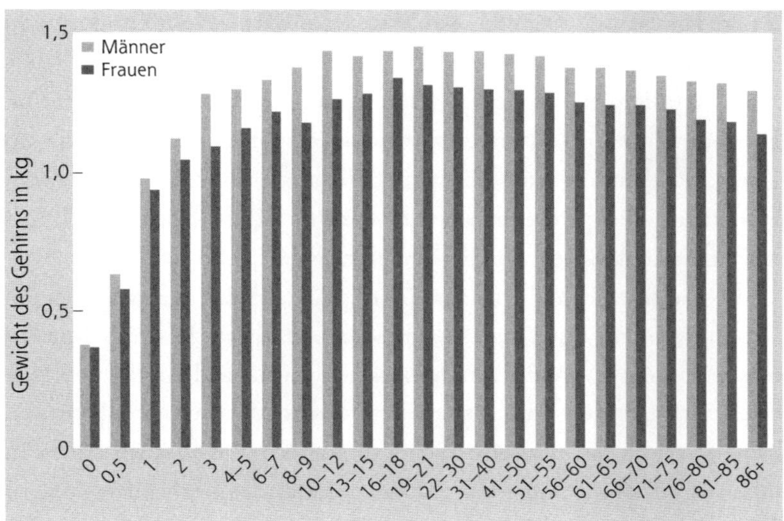

Durchschnittliches Gewicht des Gehirns nach Altersgruppen.
Die Daten stammen aus einer Studie von 20000 Autopsien.

terschied bereits 50 Kubikzentimeter. Zwischen dem siebten und siebzehnten Lebensjahr wächst der Unterschied auf gut und gerne 60 bis 80 Kubikzentimeter an. Etwa ab dem fünfundzwanzigsten Lebensjahr, wenn das Gehirn voll entwickelt ist, liegt die Differenz bei 110 Kubikzentimetern. Das ist eine ziemlich große Differenz des Hirnvolumens von 11 Prozent, das bei Frauen damit mindestens zwei Standardabweichungen geringer ausfällt.

Noch spektakulärer finde ich die Studie von Bente Pakkenberg aus Kopenhagen, die eine Schätzung der Anzahl der Nervenzellen von Frauen und Männern vornahm. Nicht mit Hilfe der Hirnsuppe, wie bei Herculano-Houzel, sondern auf die altmodische Weise: indem sie die Zellen in Hirngewebsscheibchen zählte und diese mit der Anzahl der Scheibchen, die ins Gehirn passen, multiplizierte. Wie viele Hirnforscher konzentrierte sie sich nur auf das Großhirn.

Sie fand heraus, dass das Großhirn von Männern durchschnittlich 23 Milliarden Nervenzellen enthält, das von Frauen durchschnittlich nur 19 Milliarden. Was einen Unterschied von 17 Prozent ausmacht! Die Korrektur in Relation zur Körpergröße änderte nichts an diesen Daten. Pakkenberg und Kollegen fanden auch heraus, dass sowohl Frauen als auch Männer im Laufe ihres Lebens durchschnittlich 10 Prozent dieser Nervenzellen verlieren.

Die stärksten Prädikatoren für die Anzahl der Nervenzellen im Großhirn einer Person sind Geschlecht und Alter – in dieser Reihenfolge. Ob man an einer Krankheit wie Alzheimer leidet oder nicht, hat einen viel geringeren Einfluss. Die Tatsache, dass ich eine Frau bin, bedeutet, dass ich wahrscheinlich weniger als 20 Milliarden Zellen in meinem Großhirn habe. Die Tatsache, dass ich über fünfzig bin, ist auch nicht hilfreich. Um es klipp und klar zu sagen: Ich habe wahrscheinlich weniger Gehirnzellen in meinem Großhirn als mein fünfundsechzigjähriger männlicher Alzheimerpatient. Das Mysterium, das ich in diesem Buch entschlüsseln möchte, lautet: Warum habe ich dann dennoch genug geistige Fähigkeiten, um ihn zu behandeln, während das umgekehrt nicht der Fall ist?

Frauen sind Männern intellektuell nicht unterlegen. Nehmen Sie nur Judit Polgár, die 1976 in Budapest geboren wurde. Im Alter von fünfzehn Jahren wurde sie Schachgroßmeisterin (und war damit sogar etwas jünger als Bobby Fischer, dem bis dahin jüngsten Schachgroßmeister), und 2002 besiegte sie Garri Kasparow, der von 1986 bis 2005 die Weltrangliste anführte. Noch ein Beispiel: In den Niederlanden ist der Prozentsatz der Männer und Frauen mit einem Hochschulabschluss gleich hoch – er liegt bei etwa 31 Prozent der Bevölkerung. In der jüngeren Generation (bis fünfunddreißig Jahre) liegt der Anteil der hochgebildeten Frauen sogar um 10 Prozent höher als bei den Männern. Wie machen die Frauen das, mit 150 Gramm weniger Hirngewebe und vier Milliarden weniger Nervenzellen? In den folgenden Kapiteln erkläre ich, worin sich das Gehirn von Frauen und Männern, abgesehen von Größe, Zellzahl und Gewicht, unterscheidet. Ein wenig will ich hier den Schleier schon einmal lüften.

In einer Studie aus Pennsylvania verglich man die Gehirne von Frauen und Männern. Dabei wurde nicht nur die Zahl der Nervenzellen in verschiedenen Hirnregionen untersucht, sondern auch die Zahl der Ausläufer der Nervenzellen, also der Verzweigungen, die sich mit anderen Nervenzellen verbinden. Dabei zeigte sich, dass Männer durchschnittlich mehr Gehirnzellen pro Volumeneinheit haben (was ein doppelter Wermutstropfen ist: Männer haben nicht nur mehr Gehirnvolumen, sondern auch noch eine größere Dichte von Nervenzellen). Allerdings haben Frauen pro Nervenzelle mehr Verbindungen. Frauen haben also wohl weniger Gehirnzellen, dafür aber mehr Ausläufer pro Gehirnzelle. Diese Nervenausläufer enthalten die Kontaktstellen zwischen den Nervenzellen, die Synapsen, und gerade deren Anzahl ist allem Anschein nach für das Denkvermögen wichtig. Mit weniger Nervenzellen, aber mehr Ausläufern pro Nervenzelle können Frauen immer noch auf die gleiche durchschnittliche Anzahl von Synapsen kommen. Möglicherweise, denn die durchschnittliche Anzahl der Synapsen bei Frauen und Männern ist nicht bekannt.

Dies ist ein erster Hinweis darauf, dass das weibliche Gehirn womöglich über ebenso viel Potenzial verfügt wie das männliche – allerdings nicht über das gleiche Potenzial. Es macht nämlich einen Unterschied, ob man viele Nervenzellen mit einer geringen Anzahl von Verbindungen pro Zelle hat oder weniger Nervenzellen mit mehr Verbindungen pro Zelle. Die männliche Variante des Gehirns, mit vielen kleinen Systemen, sollte theoretisch besser dafür gerüstet sein, isolierte, spezialisierte Aufgaben auszuführen, während die weibliche Variante, mit weniger Nervenzellen, aber weit verzweigten Systemen, ideal dafür ausgelegt zu sein scheint, verschiedene Aufgaben miteinander zu verbinden.

Eine andere Kompensation der Frauen besteht in einer höheren Verbrennungsrate pro Kubikzentimeter Hirnvolumen. Mehr Verbrennung bedeutet höhere Aktivität. Ihr kleines Gehirn scheint härter zu arbeiten als das größere männliche Gehirn. Wie dies möglich ist und was daraus folgt, kommt im sechsten Kapitel zur Sprache.

2

Das Denkvermögen: gleichwertig, aber nicht gleich

In den sechziger und siebziger Jahren des letzten Jahrhunderts erschienen zahlreiche wissenschaftliche Artikel und Bücher, in denen behauptet wurde, dass die Unterschiede im Denkvermögen von Männern und Frauen «eindeutig nachgewiesen» worden seien. Nach Ansicht dieser Autoren, wie etwa der Kalifornierin Eleanor Maccoby, gab es einen neurobiologischen Unterschied, der es mit sich brachte, dass Männer besser in Mathematik und räumlicher Orientierung und Frauen besser in Sprachen seien. Der «eindeutige Nachweis» beruhte auf Studien, an denen jeweils nur eine kleine Anzahl von Männern und Frauen teilgenommen hatten. Außerdem hatten diese Frauen und Männer einen unterschiedlichen Bildungshintergrund. Bis in die neunziger Jahre war es durchaus üblich, dass Mädchen in der Schule Mathematik und Physik nur kurz oder gar nicht belegten, während Jungen in diesen Fächern in der Regel bis zum Ende ihrer Schulzeit unterrichtet wurden. Die Fächerwahl basierte nicht auf individuellen Begabungen oder Vorlieben, sondern auf den damals vorherrschenden Stereotypen über männliches und weibliches Denkvermögen. Die Frau wurde auf die Hausarbeit vorbereitet, der Mann auf seine Rolle als Ernährer.

Ich bin selbst ein Kind der siebziger Jahre. Als ich 1985 meine Fächer zusammenstellen wollte, wurde mir eindringlich angeraten, Mathematik, Physik und Chemie fallen zu lassen. Als naive Vierzehnjährige befolgte ich diesen Rat zunächst. In den Sommerferien änderte ich meine Meinung: Ich wollte nun doch einen naturwissenschaftlichen Zweig wählen. Mit einem geisteswissenschaftlich orientierten Abschluss hätte ich viele Studienfächer später nicht belegen können, und ich wollte mir diese Optionen gern offenhalten. Die Lehrer, gestört in ihren Sommerferien, ließen mich eine Vereinbarung unterschreiben, in der ich erklärte, die Schule sofort zu verlassen, falls sich bis zu den Weihnachtsferien herausstellen sollte, dass ich im naturwissenschaftlichen Zweig nicht mithalten könnte, wovon sie ausgingen. Denn sie wollten eine Absenkung des Notendurchschnitts an ihrer Schule vermeiden.

Damals dachte ich, dass ich keine besonders gute Schülerin sei, und ein Junge, der sich nicht allzu gescheit anstellte, wohl mit der gleichen Reaktion zu rechnen hätte. Aber wenn ich mir im Nachhinein meine Zeugnisse von dieser Klassenstufe anschaue, waren meine Noten in den naturwissenschaftlichen Fächern ziemlich gut. Was mir hier in die Quere kam, war die stereotype Vorstellung, dass Mädchen für Naturwissenschaften ungeeignet sind. In der naturwissenschaftlichen Klasse waren wir am Ende drei Mädchen und achtundzwanzig Jungen. Ich musste die Schule übrigens nicht nach den Weihnachtsferien verlassen. Die drei Mädchen machten ihren Abschluss mit ausgezeichneten Noten.

Mittlerweile belegen in den weiterführenden Schulen ebenso viele Mädchen wie Jungen das Fach Mathematik. Doch ich bin mir nicht sicher, ob wir uns von der stereotypen Vorstellung, dass Mädchen für Naturwissenschaften ungeeignet sind, völlig verabschiedet haben. Schauen wir uns einmal an, worauf diese stereotype Vorstellung beruht.

In den achtziger Jahren kam die sogenannte «Meta-Analyse» auf. Es handelt sich dabei um eine statistische Methode, bei der mehrere Studien zum gleichen Thema zusammen analysiert und ein gewichteter Mittelwert berechnet wird. Auf diese Weise gelangte man zu Erkenntnissen zum Denkvermögen von Millionen von Jungen und Mädchen, Frauen und Männern. In einer großen Studie, die 2008 in der Zeitschrift *Science* erschien, wurden Daten aus den Mathematikprüfungen von mehr als sieben Millionen Kindern ermittelt. Zwischen den Ergebnissen von Jungen und Mädchen zeigte sich kein Unterschied.

Anders stellt sich die Situation für das räumliche Denken, genauer gesagt das räumliche Vorstellungsvermögen, dar. Räumliches Denken ist eine menschliche Fähigkeit, die bei jedem Menschen potenziell vorhanden ist. Man benötigt sie, um sich in einer räumlichen Umgebung zu orientieren. In welchem Maße diese Fähigkeit entwickelt ist, ist individuell verschieden. Das räumliche Vorstellungsvermögen steht damit in einem direkten Zusammenhang. Es handelt sich dabei um die die Fähigkeit, sich etwas, von dem man nur eine verbale Beschreibung oder eine zweidimensionale Zeichnung hat, dreidimensional vorzustellen. Den Weg in einer fremden Stadt auf einem Stadtplan zu finden, ist ein guter Test für das räumliche Vorstellungsvermögen einer Person. Für Fächer wie Architektur und Bauwesen oder als Fahrer ist räumlicher Orientierungssinn unabdingbar.

In Intelligenztests und Schulabschlussprüfungen wird diese Fähigkeit häufig durch die Frage getestet, ob es sich bei Zeichnungen dreidimensionaler Figuren aus unterschiedlichen Blickwinkeln um dieselben oder unterschiedliche Figuren handelt. Beim Vergleich dieser Fähigkeit zwischen Jungen und Mädchen bzw. Frauen und Männern schneiden die Jungen und Männer besser ab. In großen Meta-Analysen hat sich gezeigt, dass die Unterschiede zwischen den Geschlechtern in der Regel ganz erheblich ausfallen. Darin sind Männer und Frauen also nicht gleich.

Woher dieser Unterschied im räumlichen Vorstellungsvermögen genau rührt, wissen wir nicht. Bei jüngeren Kindern (Babys, Kleinkindern)

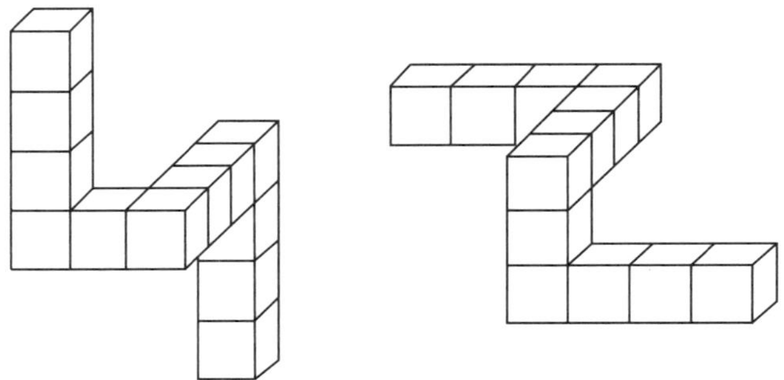

Beispiel für einen mentalen Rotationstest:
Sind diese beiden Figuren identisch? Die Originalfassung dieser Aufgabe stammt von Shepard (1975).

lässt sich die Fähigkeit schwieriger testen als bei Erwachsenen, aber es deutet einiges darauf hin, dass auch kleine Jungs bei diesen Tests besser abschneiden als gleichaltrige Mädchen. Das weist auf einen teilweise angeborenen Vorteil bei Jungen hin. Im Grundschulalter nimmt dieser Unterschied langsam zu, und in der Adoleszenz ist er schon genauso groß wie bei Erwachsenen. Testosteron (das männliche Sexualhormon) hat eindeutig einen positiven Einfluss auf das räumliche Vorstellungsvermögen, Östrogen (das weibliche Sexualhormon) hingegen wirkt sich darauf eher negativ aus.

Aber Hormone sind nicht das Einzige, was hierbei eine Rolle spielt. Übung macht den Meister, und das gilt sicher auch für das räumliche Vorstellungsvermögen. Zwischen der Leistung bei Tests zum räumlichen Vorstellungsvermögen wie dem Shepard-Test und der Größe des vorderen Teils des Hippocampus besteht eine Korrelation. Der Hippocampus ist wie der Oberarmbizeps: Er wächst, wenn man ihn trainiert.

Eine berühmte Studie mit Londoner Taxifahrern zeigte, dass ihr Hippocampus größer war als der von Busfahrern. Nun ist es sicherlich nicht so, dass Menschen mit einem größeren Hippocampus eher Taxifahrer und Menschen mit einem kleineren Hippocampus eher Busfahrer werden. Es ist natürlich andersherum: Zum Erwerb ihrer Lizenz mussten die Taxifahrer die Straßen von London auswendig kennen. Dementsprechend trainierten sie so lange, bis sich der Stadtplan von London mit seinen vielen Straßen und Seitengassen in ihr Gedächtnis eingeprägt hatte. Die Busfahrer mussten nur ihre jeweils eigene Route lernen. Das harte Training, das die Taxifahrer auf sich nehmen mussten, um sich alle Londoner Straßen einzuprägen, hat ihren Hippocampus wachsen lassen und ihr räumliches Denken enorm gesteigert. Was uns zu einem anderen Faktor bringt, der für den Unterschied zwischen Männern und Frauen in Bezug auf ihr räumliches Vorstellungsvermögen verantwortlich ist: Training.

Es zeigte sich beispielsweise, dass Mädchen, die geschlechtsstereotyp «mädchenhaft» erzogen worden waren, bei den Figuren-Drehtests schlechter abschnitten als Mädchen, die eine weniger geschlechtsstereotype Erziehung genossen hatten. Auch die Auswirkungen von Freizeitaktivitäten sind vermutlich groß. Die zahlreichen Stunden, die man mit seinem Lieblingsspielzeug spielt, wirken sich genauso aus wie das Training der Londoner Taxifahrer. Bei einer Vergleichsstudie von Kindern in Brasilien mit Kindern in Deutschland schnitten die deutschen Kinder (Jungen wie Mädchen) besser ab. Bestimmte Freizeitaktivitäten, besonders das *Gamen*, können das räumliche Orientierungsvermögen erheblich verbessern. In einer kanadischen Studie ließ man zwanzig Frauen zehn Stunden lang ein Shooter-Spiel am Computer spielen. Sowohl vor als auch nach dem Spiel wurde ihr räumliches Vorstellungsvermögen mit dem von Männern verglichen. Vor dem zehnstündigen Training ergab sich der klassische Unterschied, nach dem Training aber schnitten die Frauen genauso gut ab wie die Männer. In Studien, in denen Schulkindern Spielzeug angeboten wurde, das räumliches Denken herausfordert, entwickelte sich diese Fähigkeit viel besser. Der Unterschied im räumlichen Vorstellungsvermögen von Frauen und Männern ist also teilweise angeboren, steht wahrscheinlich unter dem Einfluss von Sexualhormonen, wird aber durch das unterschiedliche Trainieren dieser Fähigkeit im Freizeitverhalten noch zusätzlich gesteigert.

Eine weitere Fähigkeit, bei der Männer im Allgemeinen besser abschneiden als Frauen, ist die Reaktionszeit. Man erkennt diesen Unterschied bei einfachen Reaktionsaufgaben. Bei einem Test, bei dem ein Knopf möglichst schnell gedrückt werden muss, sobald ein rotes Licht aufleuchtet, benötigt ein Mann durchschnittlich 178 Millisekunden, eine Frau 195. Ab dem fünfzehnten Lebensjahr sind Männer in solchen Reaktionstests durchschnittlich schneller. Gerade diese Fähigkeit nimmt mit wachsendem Alter aber auch am deutlichsten ab. Für sie ist die Hardware des Gehirns entscheidend. Und hier profitieren Männer eindeutig von ihren vier Milliarden zusätzlichen Nervenzellen. Ihre 17 Prozent zusätzlichen Nervenzellen sorgen für eine bessere Verdrahtung des Gehirns. Um es in der Sprache der Computerwelt auszudrücken: Eine höhere Anzahl von Transistoren in der *central processing unit* (CPU) erhöht die Geschwindigkeit des ganzen Systems. Eine CPU mit einer geringeren Anzahl von Transistoren führt einfach zu einem langsameren Prozessor.

Man kann sich leicht vorstellen, dass eine kürzere Reaktionszeit günstig ist, wenn man im dichten Verkehr mal schnell bremsen muss, weil die Wagen vor einem zum Stehen kommen. Für Piloten ist das vielleicht auch von Vorteil. Trotzdem haben Frauen im Durchschnitt weniger Unfälle im Straßenverkehr als Männer. Und auch die Luftfahrt ist nicht sicherer, wenn ein Mann im Cockpit sitzt. Der Verkehr ist komplexer als eine einfache Reaktionsaufgabe. Es geht hier auch um die Fähigkeit, Risiken und soziales Verhalten einzuschätzen. Diese zusätzlichen Faktoren geben Frauen die Möglichkeit, auf diesem Gebiet gleichwertige Leistungen zu erbringen.

Bei sprachlichen Aufgaben sollen Frauen angeblich im Vorteil sein. Dieser Vorteil ist in der Regel gering und hängt vom Typus der Sprach-

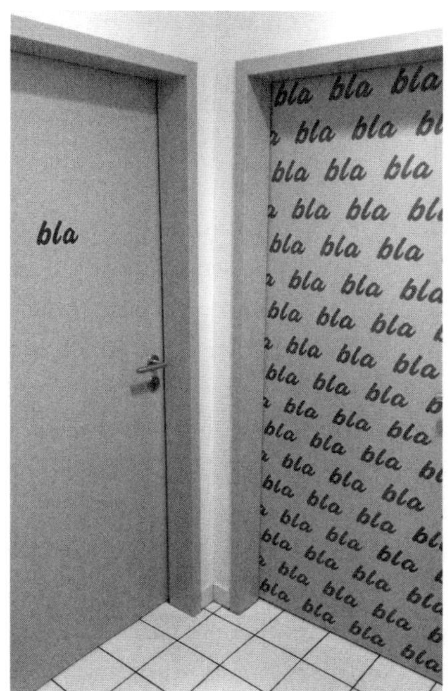

BLA und BLABLABLA:
Für wen welche Tür bestimmt ist, hängt stark von der sozialen Situation ab.

aufgabe ab. Der Wortschatz ist bei Frauen durchschnittlich besser, aber der Unterschied ist minimal. Auch beim Schreiben von Essays haben Frauen einen subtilen Vorteil. Ebenso beim Leseverständnis. Den größten Vorteil verzeichnen Frauen beim schnellen und flüssigen Sprechen. Das Tempo, mit dem sie die richtigen Wörter finden und hervorbringen, liegt durchschnittlich höher als bei Männern. Frauen haben also ein etwas flinkeres Mundwerk.

Ob wir tatsächlich mehr Wörter gebrauchen, hängt stark von der jeweiligen Situation ab. In vielen sozialen Situationen sind es gerade die Frauen, die eher schweigen.

Ein weiterer bescheidener weiblicher Vorteil liegt in der Wahrnehmung von Gefühlen anderer Menschen; von Gefühlen, die sich am Gesicht, an der Körperhaltung oder am Bewegungsmuster ablesen lassen. Oft wird angenommen, Frauen seien darin meisterhaft, aber das stimmt so nicht. Frauen können negative Emotionen wie Ekel und Angst etwas besser erkennen. Männern fällt es hingegen etwas leichter, Glück und Freude zu erkennen. Daher ist die Theorie weit verbreitet, dass Frauen empfänglicher für Kummer sind und Männer eher für Frohsinn. Die Unterschiede sind jedoch so gering, dass sie erst auffallen, wenn man Gruppen von hundert Männern und Frauen vergleicht. Daher glaube ich nicht, dass dieser Unterschied einen wesentlichen Einfluss auf das individuelle Lebensglück von Frauen hat oder auf ihr Risiko, an einer Depression zu erkranken. Für die geschlechtsspezifisch unterschiedliche Anfälligkeit für Depressionen müssen wir nach anderen Ursachen suchen. Darum geht es in Kapitel 13, das sich mit der unterschiedlichen Krankheitsanfälligkeit der Geschlechter befasst.

Bei diesen vier Funktionen – dem räumlichen Vorstellungsvermögen, dem Reaktionsvermögen, dem Sprachvermögen und der Wahrnehmung von Emotionen – sind die Unterschiede zwischen Männern und Frauen am größten, wobei die Vorteile der Männer beim räumlichen Vorstellungsvermögen und beim Reaktionsvermögen größer sind als die Vorteile der Frauen bei den anderen beiden Funktionen. Das um 11 Prozent drastisch geringere Gehirnvolumen und die um 17 Prozent geringere Anzahl von Nervenzellen, denen wir im ersten Kapitel auf die Spur kamen, könnten durchaus zu Unterschieden beim IQ führen. Denn schließlich kann bessere Hardware auch mehr Denkvermögen bedeuten. Für die Reaktionsfähigkeit geht diese Rechnung auf. Lassen Sie uns nun einmal schauen, ob es tatsächlich Unterschiede in der allgemeinen Intelligenz gibt.

In Israel werden sowohl Männer als auch Frauen zum Militärdienst einberufen. Das Land unterzieht alle neuen Rekruten einem Test, bevor sie eingezogen werden. So durchliefen zwischen 1971 und 1984 alle israelischen Rekruten zwei Intelligenztests. Bei einem der Tests, dem

Ravens Matrizentest (oder: Ravens Progressive Matrizen), handelt es sich um einen weit verbreiteten Intelligenztest, der ganz sprachfrei durchgeführt werden kann. Das ist günstig, denn wenn eine Testperson die jeweilige Sprache nicht gut beherrscht – was natürlich nicht bedeutet, dass sie weniger intelligent ist –, würde sie ansonsten oft nur eine geringere Punktzahl erreichen. Der Ravens Matrizentest arbeitet mit grafischen Darstellungen, mit denen eine Aufgabe gelöst werden muss. Auf der niedrigsten Stufe muss man beispielsweise angeben, welche Ecke einer Figur fehlt, dann werden die Fragen nach und nach schwieriger und erfordern hauptsächlich logisches Denkvermögen. Da sich der Schwierigkeitsgrad und die strategische Komplexität der Fragen steigert, müssen die Teilnehmer auch flexibel sein, denn die Art und Weise, wie sie die Aufgaben zu Beginn des Tests gelöst haben, funktioniert bei den schwierigen Fragen am Ende nicht mehr.

Beim zweiten Test spielt auch Sprache eine Rolle; die Rekruten konnten nur teilnehmen, wenn sie ausreichend Hebräisch sprachen, was sie fast alle taten. Bei diesem Test handelte es sich um die *Alpha Army Instructions*, einen etwas älteren Test, der auch in der amerikanischen Armee Verwendung fand. Der Test besteht aus 21 sprachlichen Aufgabestellungen mit offenen Antworten. Ein Beispiel für eine solche Frage ist: «Welches ist das längste Wort in dieser Reihe und mit welchem Buchstaben endet es?» Beide Tests sind ziemlich standardisiert und vermitteln einen guten Eindruck vom IQ einer Person.

28 000 Männer und 26 000 Frauen im Alter von siebzehneinhalb Jahren unterzogen sich diesen beiden Tests. Die Anzahl der Frauen war etwas kleiner, da eine kleine Gruppe sehr religiöser Frauen aus Glaubensgründen bis zu ihrer Heirat unter der unmittelbaren Obhut ihres Vaters bleiben musste – weshalb sie nicht zum Wehrdienst herangezogen werden durfte und diesen Test nicht machen konnte. Der Unterschied im IQ zwischen männlichen und weiblichen Rekruten fiel im Laufe der Jahre sehr gering aus, er lag im Grunde bei fast null, mit einem Minimum von null und einem Maximum von 0,065 IQ-Punk-

ten. Setzt man den durchschnittlichen IQ der Männer im Jahr mit der größten Differenz auf 100, liegt der durchschnittliche IQ der Frauen, der mit dem Ravens Matrizentest gemessen wurde, bei 99,94. Beim verbalen Test hingegen schnitten die Frauen etwas besser ab. Setzt man auch bei der Alpha-Arma-Instruction wieder den Durchschnitt der Männer im Jahr mit der größten Differenz auf einen IQ von 100, kamen die Frauen auf durchschnittlich 101.

Die Werte liegen also sehr dicht beieinander, mit einem minimalen Vorteil für Männer bei den visuellen und einem kleinen Vorteil für Frauen bei den sprachlichen Aufgaben. Außerdem schneiden beide Geschlechter zumindest bei einer anderen Form von Aufgaben minimal besser ab, so dass sich in der Gesamtbewertung fast kein Unterschied mehr erkennen lässt. Auf der Grundlage dieser Daten kann man mit Sicherheit sagen, dass in der allgemeinen Intelligenz zwischen Männern und Frauen keine Differenz besteht. Studien aus anderen Ländern haben dieses Ergebnis bestätigt. Bei einem so großen Unterschied in der Hardware finde ich das verblüffend.

Neben dem gemessenen Intelligenzquotienten spielt noch etwas anderes eine Rolle: die Frage, für wie intelligent wir uns selbst halten. Mir fällt auf, dass Mädchen und Frauen oft eine Bestätigung auf die Frage «Bin ich schlau?» suchen. Diese Beobachtung hat sich in größeren Studien bestätigt. Für Jungen und Männer scheint die Tatsache, dass sie ihre Schule oder ihr Studium erfolgreich abgeschlossen haben, ein klarer Beweis dafür zu sein, dass diese Frage bejaht werden kann, und sie stellen sie daher auch viel seltener.

In mehr als 30 Studien in verschiedenen Kontinenten wurden Männer und Frauen gefragt, wie gut oder schlecht sie in verschiedenen kognitiven Bereichen sind, in Bereichen wie Rechnen, räumliches Denken, Sprache und logisches Denken. All diese Studien haben gezeigt, dass Männer ihre Intelligenz deutlich höher einschätzen als Frauen, und zwar mit einem Unterschied von gut und gerne anderthalb Standardabweichungen, was einiges mehr ist als die tatsächliche IQ-Differenz zwischen Männern und Frauen. Die höhere Einschätzung der Männer wurde in England, Spanien, Deutschland, den Vereinigten Staaten, China, Japan, Kenia und Simbabwe festgestellt. In keinem dieser Länder hielten sich Frauen häufiger für intelligent als Männer. Dieser Unterschied in der Selbsteinschätzung des Intelligenzquotienten war bei Kindern, Jugendlichen, Erwachsenen und älteren Menschen zu beobachten.

Bemerkenswert finde ich, dass dieser Unterschied zwischen den Geschlechtern auch im Schulalter besteht, wo fortwährend Noten vergeben und oft auch öffentlich gemacht werden. Daraus könnte sich doch ein einigermaßen zuverlässiges Selbstbild ergeben. Aber selbst unter diesen Bedingungen überschätzen sich Jungen weiterhin konsequent. Selbst im sprachlichen Bereich, in dem die Frauen leicht im Vorteil sind, fühlen sich Männer durchschnittlich überlegen. So schätzten Männer ihren sprachlichen IQ im Durchschnitt um 32 Prozent höher ein als Frauen, während der tatsächliche Unterschied bei etwa 1 Prozent liegt, zugunsten der Frauen wohlgemerkt.

Einige Studien untersuchten nicht nur die Genderdifferenz bei der Selbsteinschätzung des IQ, sondern auch, in welchem Maße sich eine Person für «typisch männlich» oder «typisch weiblich» hielt. Hielt man Unabhängigkeit und Rivalität für wichtig, erreichte man bei den typisch männlichen Merkmalen eine hohe Punktzahl, während Eigenschaften wie Herzlichkeit und Verständnis zu einer hohen Punktzahl bei den typisch weiblichen Merkmalen führten. Sowohl Männer als auch Frauen, die bei den männlichen Merkmalen eine hohe Punktzahl erreichten, bewerteten ihren IQ höher als Männer und Frauen, die sich selbst weibliche Merkmale zuschrieben.

Offenbar denken wir, Intelligenz sei eine männliche Eigenschaft, und neigen dazu, sie mit dem männlichen Rollenmodell zu assoziieren. Hinzu kommt die Besonderheit, dass Männer sowie Männer und Frauen, die sich eher als männlich empfinden, dazu neigen, sich selbst zu überschätzen, während Frauen sowie Männer und Frauen, die sich eher als weiblich empfinden, dazu neigen, sich selbst zu unterschätzen. Für Männer (und sich als männlich empfindende Personen) ist es wahrscheinlich von Vorteil, größeres Zutrauen in ihr eigenes Können zu haben. Für Frauen hingegen ist ihre Bescheidenheit nicht hilfreich, denn sie führt dazu, dass sie Anforderungen, denen sie durchaus gewachsen sind, eher aus dem Weg gehen oder sich unnötig verrückt machen, wenn sie sich diesen Anforderungen dennoch stellen. Mit dem Resultat, dass sie dazu neigen, sich auf einem niedrigeren Niveau zu bewegen als nötig. Beispielhaft dafür steht die Erfahrung in Technischen Universitäten, wo sich am Tag der offenen Tür ein Mädchen mit einem Notendurchschnitt von 2 in Physik fragt, ob sie einem solchen Studium überhaupt gewachsen ist, während ein Junge mit einem Dreierdurchschnitt sagt: «Ich habe Lust darauf!»

Dieser Unterschied im Selbstbewusstsein steht den Frauen auch bei ihrer weiteren Karriere im Weg. 2017 führte der Personaldienstleister Hays eine Untersuchung zu Karrierewünschen durch, an der sich 200 Männer und Frauen beteiligten. Ebenso viele Frauen wie Männer strebten eine Funktion im Management an, die Motivation war also vorhanden. Aber weit weniger Frauen als Männer trauten sich eine solche Aufgabe auch zu. Ehrgeiz ist nicht nur ein Wunsch, sondern auch das Ergebnis einer Abwägung, ob sich die Mühe lohnen wird. Glaubt man, dass die eigenen Erfolgschancen gering sind, wird man seine Ambitionen zurückschrauben. Dies könnte einer der Faktoren sein, die zum Lohngefälle zwischen Männern und Frauen beitragen, das auch im Jahr 2022 in Deutschland und den Niederlanden immer noch besteht, und das ungeachtet des Umstands, dass Frauen zu Beginn ihrer beruflichen Laufbahn durchschnittlich besser ausgebildet sind als Männer.

Diese geringere Einschätzung kann durchaus mit den Stereotypen über Männer und Frauen in Zusammenhang stehen, die in der Gesellschaft noch immer kursieren. Studien, die einen Unterschied zwischen

Männern und Frauen aufzeigen, werden von der Presse gerne aufgegriffen und eifrig gelesen. Studien, die belegen, dass es keinen Unterschied gibt, sind weniger sexy und machen seltener Schlagzeilen. So halten wir unsere Mythen aufrecht.

3

Persönlichkeitsunterschiede

Wir haben gesehen, dass eine bemerkenswerte geschlechterspezifische Differenz bei der Selbsteinschätzung des IQs besteht, die viel größer ist als die tatsächliche, kaum vorhandene Differenz. Dieser Unterschied im Selbstvertrauen geht über eine leichte Selbstüberschätzung der eigenen Intelligenz hinaus. Er geht auch mit einem gewissen Wagemut einher, einer Bereitschaft zum Risiko.

Dieses Charakteristikum bildet eine Art Schnittmenge zwischen einer kognitiven Fähigkeit – schließlich muss man den möglichen Ertrag gegen das Schadensrisiko abwägen – und einem Persönlichkeitsmerkmal: Setzt man gern alles auf eine Karte oder versucht man ängstlich, alle Risiken zu vermeiden. Wagemut wird auf unterschiedliche Weise getestet. Eine lustige Variante ist der Luftballontest, der sich besonders für Kinder eignet. Bei diesem Test sieht das Kind auf einem Bildschirm einen Affen, der einen Luftballon aufbläst. Es entscheidet, wie weit der Ballon aufgeblasen wird. Je größer der Ballon wird, desto mehr Geld bekommt es. Der Ballon kann aber auch jederzeit plötzlich platzen, dann geht das Kind leer aus. Das Ausmaß, in dem ein Kind dazu tendiert, den Luftballon aufblasen zu lassen, gibt darüber Aufschluss, wie risikobereit es ist. Kinder, die den Test machten und den Ballon sehr stark aufblasen ließen, zeigten als Erwachsene ein stärkeres

Risikoverhalten. Sie tranken häufiger zu viel Alkohol, waren häufiger nikotinabhängig, und auch ihr Cannabis- und Kokainkonsum war höher. Diese Gruppe hatte auch häufiger ungeschützten Sex und daher öfter Geschlechtskrankheiten. Sie mussten häufiger Bußgelder für Verkehrsverstöße zahlen und wurden häufiger wegen Straftaten verurteilt. Offenbar lässt sich mit Hilfe einer so harmlosen Aufgabenstellung eine ganze Menge Ärger vorhersagen.

Eine Studie an der Universität Yale untersuchte mit demselben Affentest eine Gruppe von mehr als 5000 Kindern vom Kindergartenalter bis zum Ende ihrer Schulzeit. Man wollte herausfinden, wie sich die Risikobereitschaft über die Jahre hinweg entwickelt. Im Durchschnitt lernten sich die Kinder im Laufe der Grundschulzeit besser zu beherrschen; ab einem Alter von etwa acht Jahren blieben die Luftballons häufiger unversehrt, was mit der Reifung des Gehirns zusammenhängt. Ab dem elften Lebensjahr war ein bemerkenswerter Unterschied zwischen Jungen und Mädchen zu konstatieren: Die Jungen begannen, größere Risiken einzugehen, was bedeutete, dass sie durchschnittlich weniger Geld einheimsten und mehr Luftballons zum Platzen brachten. Die Mädchen konnten ihr Verlangen nach einer hohen Belohnung besser beherrschen, so dass ihre Ballons im Allgemeinen ganz blieben, was ihnen mehr Geld einbrachte.

Das Ergebnis des Affentests ist kein Einzelfall. Allen Formen von riskantem Verhalten begegnet man bei Männern durchschnittlich häufiger als bei Frauen. Bei kleinen Kindern ist diese Geschlechterdifferenzierung noch kaum ausgeprägt. Die Tatsache, dass sie sich im Alter von elf Jahren zu entwickeln beginnt, ist kein Zufall. In diesem Alter steigt der Östrogenspiegel bei Mädchen an – was den Unterschied in der Fähigkeit zur Selbstbeherrschung erklären könnte.

Um dies näher zu untersuchen, wurden Elektroden in verschiedenen Arten von Gehirnzellen des Stirnlappens platziert. Für derartige Untersuchungen werden fast immer Mäuse oder Ratten verwendet. Bei dieser

Studie waren es syrische Hamster. Wenn ein weiblicher Hamster in die Pubertät kommt und sich der Östrogenspiegel erhöht, wirkt sich das stark stimulierend auf die hemmenden Nervenzellen im Frontallappen aus. Die Nervenzellen des Gehirns lassen sich in Zellen unterteilen, die andere Zellen dazu stimulieren, aktiv zu feuern (exzitatorische Neuronen), und in Zellen, die die Aktivität anderer Zellen gerade hemmen (inhibitorische Neuronen). Der letztere Zelltyp ist neben seinem kleineren Format daran zu erkennen, dass er den Botenstoff Gamma-Amino-Buttersäure (englische Abkürzung: GABA) verwendet.

Im Gehirn besteht ein subtiles Gleichgewicht zwischen Exzitation (Erregung) und Inhibition (Hemmung). Zu viel Exzitation führt zu Epilepsie oder ADHS, zu viel Inhibition zu Apathie oder sogar Bewusstlosigkeit. Diese Inhibition verstärkt sich zu Beginn der Pubertät durch Östrogen. Von nun an verlieren Mädchen nicht mehr so leicht die Kontrolle. Gut für die Lehrkräfte. Da die Pubertät bei Mädchen ziemlich früh einsetzt (im Durchschnitt mit zwölf Jahren), profitieren sie schon bald von dieser Anpassung. Sich früh beherrschen zu lernen, bringt im Leben viele Vorteile. So machen beispielsweise mehr Mädchen als Jungen einen weiterführenden Schulabschluss, und Drogenmissbrauch und Kriminalität sind bei Mädchen und Frauen weit weniger verbreitet. Auch das verdanken sie dieser Eigenschaft.

Die Neigung von Jungen (ab der Pubertät) und von Männern, mehr Risiken einzugehen, wirkt sich auf deren Sensibilität für Strafe und Belohnung aus. Jungen suchen vor allem nach Belohnung und gehen dafür gerne ein Wagnis ein, wohingegen Mädchen vor allem Angst vor negativen Konsequenzen (einer Strafe, einem Dämpfer oder Sanktionen) haben und deshalb sehr darauf achten, diese zu vermeiden. Es gibt zahlreiche psychologische Aufgabenstellungen, mit denen man die Neigung zum Eingehen von Risiken und den Unterschied zwischen einer belohnungsorientierten und einer strafvermeidenden Strategie messen kann. Je höher der Testosteronspiegel, desto stärker das Bedürfnis nach Belohnung.

Frauen, denen eine Prise dieses männlichen Hormons verabreicht wird, wechseln von einer strafvermeidenden zu einer belohnungssuchenden Strategie. Möglicherweise erhöht diese testosterongesteuerte Strategie die Chance auf eine erfolgreiche Fortpflanzung. Männer, die zu zögerlich sind und befürchten, sich einen Korb einzuhandeln, haben weniger Erfolg bei den Frauen – und damit auch weniger Nachkommen – als Männer, die dieses Risiko eingehen und sich ein Herz fassen.

Ein weiteres Charakteristikum, das wie die Risikobereitschaft eine Art Schnittmenge zwischen einer kognitiven Fähigkeit und einem Persönlichkeitsmerkmal bildet, ist das Interesse. Das Interesse für bestimmte Themen wie Kunst, Ponys, Mechanik, Mathematik, Sport, Dinosaurier, Raumfahrt oder Poesie bleibt im Laufe der kindlichen Entwicklung erstaunlich stabil. Das Interesse eines Kindes in der Grundschule ist ein starker Prädikator für seine Fächerwahl auf einer weiterführenden Schule und für den Beruf, den es mit dreißig ausüben wird.

Unabhängig davon, wann das gemessen wurde und in welchem Kontinent oder Land die Untersuchung stattfand, immer hat man einen deutlichen Unterschied zwischen den Interessen von Jungen und Mädchen, von Frauen und Männern festgestellt. Psychologen fassen diesen Unterschied zwischen den Geschlechtern kurz und knapp unter den Begriffen «objektorientiert» (Interesse an Gebäuden, Sternen, Brücken, Flugzeugen, Dinosauriern) oder «menschenorientiert» (Fürsorge, Interaktion, Kommunikation) zusammen. Zwischen den Interessen besteht eine ziemlich große Diskrepanz: Der Interessenunterschied zwischen Männern und Frauen ist mindestens zehnmal größer als der Unterschied beim Sprachvermögen.

Berufsorientierungstests für Schüler und Schülerinnen in weiterführenden Schulen konzentrieren sich stark auf das, was ein Kind interessant findet. Das Interesse wiegt sogar schwerer als das Denkvermögen. Die Vorliebe der Mädchen für menschenorientierte Berufe findet seinen Widerhall darin, dass Frauen in den Bereichen Physik, Mathematik, Bauwesen, Verkehr und Ingenieurwesen unterrepräsentiert sind. Selbst wenn Frauen in den exakten Wissenschaften tätig sind, nehmen sie dort häufiger Positionen ein, bei denen Menschen eine zentrale Rolle spielen, zum Beispiel als Personalberaterin, Lehrerin oder Teamleiterin. Diese Vorliebe spiegelt sich bereits in der Art von Spielzeug, die Jungen oder Mädchen bevorzugen: Bauklötze oder Fahrzeuge (Objekte) stehen Puppen und Barbies gegenüber (das sind zwar auch Objekte, sie stehen aber für Menschen).

Ganz offensichtlich beeinflusst das Umfeld diese unterschiedlichen Interessen. Eltern kaufen für Jungen anderes Spielzeug als für Mädchen. Sogar Babys unterschiedlichen Geschlechts bekommen nicht das gleiche Spielzeug. Schulen haben, was die Berufswahl von Jungen und Mädchen anbetrifft, deutlich unterschiedliche Erwartungen und lassen diese in ihre Beratung einfließen. Auch heute noch. Dennoch beruht die unterschiedliche Interessenlage nicht nur auf erlernten Verhaltensweisen. Allem Anschein nach lässt sie sich zum Teil auf die Wirkung von Testosteron vor der Geburt zurückführen. In drei amerikanischen Studien beobachtete man junge Affen beim Spielen mit Kinderspielzeug. Die Jungtiere hatten ihren Spaß damit! Die Forscher stellten ihnen unterschiedliche Arten von Spielzeug zur Verfügung: typisches Jungenspielzeug (Autos, Waffen), typisches Mädchenspielzeug (Puppen, Puppengeschirr) und neutrales Spielzeug (Plüschtiere). Die männlichen Affen waren deutlich weniger an den Puppen und deren Zubehör interessiert als die weiblichen Affen. Die weiblichen Affen wiederum ließen die Waffen links liegen. An den Plüschtieren hatten alle ihr Vergnügen, und die Fahrzeuge konnten die Affen beiderlei Geschlechts überhaupt nicht fesseln (das Rad hatten sie offensichtlich noch nicht erfunden). Diese Ergebnisse geben doch zu denken.

Das männliche Sexualhormon ist bei Jungen schon vor der Geburt viel präsenter als bei Mädchen. Dieses Hormon sorgt dafür, dass sich sowohl der Körper als auch das Gehirn in eine männliche Richtung entwickeln. Auch Mädchen produzieren Testosteron, allerdings viel weniger als Jungen. Ihre Nebennieren produzieren eine geringe Menge dieses Hormons als Zwischenschritt bei der Produktion des Stresshormons Cortisol. Gesunde Mädchen verfügen über eine gewisse Bandbreite, was den Spiegel des männlichen Hormons angeht. Studien, in denen das Testosteron im Fruchtwasser gemessen wurde, konnten nachweisen, dass Mädchen, deren Fruchtwasser vor der Geburt einen etwas höheren Testosteronspiegel aufwies, mehr Interesse an Objekten entwickelten; ihr Interesse daran war allerdings immer noch geringer ausgeprägt als das von Jungen. Diese Mädchen wählten auch etwas häufiger als andere Mädchen einen dementsprechenden Beruf.

Nicht alle Mädchen haben vor der Geburt einen niedrigen Testosteronspiegel; manche produzieren genauso viel Testosteron wie Jungen. Diese Mädchen werden mit einer Störung der Cortisolproduktion geboren und produzieren daher fälschlicherweise große Mengen des männlichen Hormons. Wird diese Störung nach der Geburt diagnostiziert, lässt sie sich behandeln und es kann ein normaler Hormonspiegel erreicht werden. Frauen mit dieser angeborenen Störung entscheiden sich als Erwachsene erwiesenermaßen öfter für Ausbildungen und Berufe, in denen Objekte im Zentrum stehen.

Es deutet also vieles darauf hin, dass der Testosteronspiegel das Interesse eines Kindes bereits vor der Geburt beeinflusst und dieser Einfluss während seines gesamten Lebens bestehen bleibt. Dadurch entwickeln sich für gewöhnlich nicht nur unterschiedliche Interessen bei Frauen und Männern, sondern auch bei Personen beider Geschlechter mit jeweils mehr oder weniger weiblichen und männlichen Anteilen. Später tragen geschlechtsspezifische Einflüsse der Umgebung wie Spielzeugangebot, Freizeitgestaltung, Schule und sozialer Druck dazu bei, genderkonforme Interessen zu verstärken und nicht genderkonforme Interessen abzuschwächen.

Persönlichkeit ist mehr als Risikobereitschaft und Interesse; sie ist ein individuell wiederkehrendes Muster des Denkens, Fühlens und Verhaltens. Sie kennzeichnet die Art, in der sich eine Person üblicherweise in unterschiedlichen Situationen verhält. Ist sie normalerweise geduldig? Wird sie leicht wütend? Langweilt sie sich schnell? Möchte sie immer die Kontrolle darüber haben, was geschieht? Sieht sie überall Probleme? Lässt sie alles auf sich zukommen? Diese Verhaltensweisen sind zu einem großen Teil erblich bedingt und bleiben im Laufe des Lebens relativ stabil. Aus ungeduldigen Kindern werden ungeduldige Erwachsene. Ausweichende oder ängstliche Kinder werden ebensolche Erwachsene.

Die Persönlichkeit wird oft mit einem ziemlich alten und weltberühmten Fragebogen zu den *Big Five* gemessen. Dabei geht es nicht um Löwen, Giraffen, Zebras, Elefanten und Nashörner, sondern um die fünf Persönlichkeitsmerkmale: Extraversion, Neurotizismus, Gewissenhaftigkeit, Offenheit und Umgänglichkeit.

Extraversion ist die Neigung, sich in den Vordergrund zu stellen und durch Ausdrucksweisen, Kontaktaufnahme, Kleidung oder Verhalten die Aufmerksamkeit auf sich zu ziehen. Extravertierte Menschen finden schnell Kontakt zu anderen und sind auch einer gewissen Theatralik nicht abgeneigt.

Neurotizismus ist die Neigung, überall nur Probleme zu sehen. Menschen, die hier eine hohe Punktzahl erreichen, sind grüblerisch, machen sich eher Sorgen und betonen stärker die Nachteile als die Vorteile. Menschen, die in diesem Bereich sehr niedrige Werte erreichen, tendieren eher zu einem tollkühnen Verhalten, wie es uns bei der Aufgabe mit dem Affen, der einen Ballon aufbläst, begegnet ist.

Gewissenhaftigkeit sagt etwas darüber aus, wie streng sich eine Person an Vereinbarungen hält. Ob sie Regeln und Gesetze gewissenhaft einhält oder gerne einmal fünfe gerade sein lässt.

Bei *Offenheit* geht es darum, in welchem Maße Neugierde eine Rolle spielt. Ist man neugierig auf neue Dinge? Möchte man seinen Horizont erweitern? Andere Kulturen kennenlernen, neue Leute treffen, ganz andere Speisen ausprobieren? Wenn man all diese Fragen mit «nein» beantwortet, erreicht man in Bezug auf Offenheit nur einen geringen Wert. Was der Bauer nicht kennt …

Umgänglichkeit bezeichnet schließlich die Tendenz, Konflikte zu vermeiden, um eine gute Atmosphäre aufrechtzuerhalten (selbst wenn dies auf Kosten des Ergebnisses geht) und selbstlos etwas für andere zu tun.

Der Big-Five-Fragebogen enthält eine Reihe von Aussagen zu jeder dieser fünf Eigenschaften, beispielsweise: «Ich gerate oft in Streit mit Familienmitgliedern oder Kollegen» oder: «Ich habe gerne Menschen um mich». Diese Aussagen bewertet man mit einer Punktzahl zwischen eins (dem stimme ich überhaupt nicht zu) und fünf (dem stimme ich voll und ganz zu). Die Summe der einzelnen Punktzahlen liefert den Gesamtwert für ein bestimmtes Persönlichkeitsmerkmal.

Die Verteilung dieser Eigenschaften in der Bevölkerung ist sehr konstant. Auch in anderen Ländern und sogar über Kontinente hinweg ist die Verteilung der verschiedenen Persönlichkeitsmerkmale ziemlich gleichbleibend. Die Unterschiede zwischen verschiedenen Ländern betragen in der Regel weniger als 2 Prozent. Offenbar gibt es in allen Ländern der Veranlagung nach gleich viele Dramaqueens und -kings, Angsthasen, gewissenhafte Pflichterfüller, Abenteurer und Gutmenschen. Nur in asiatischen Ländern finden sich etwas weniger Dramaqueens und -kings. In den meisten Ländern lassen sich zudem deutliche Unterschiede zwischen städtischen Gebieten und dem ländlichen Raum erkennen. Je mehr man sich in England vom Land der Londoner City nähert, umso mehr nimmt die Eigenschaft Umgänglichkeit ab, während Offenheit und Extraversion zunehmen. Es ist anzunehmen, dass dies auch für andere Städte gilt.

Aus zahlreichen Studien ging hervor, dass es im Hinblick auf die Durchschnittswerte dieser Big-Five-Eigenschaften beträchtliche Diskrepanzen zwischen Männern und Frauen gibt. Frauen erzielen sowohl bei den Merkmalen Umgänglichkeit als auch bei Neurotizismus höhere Werte. Der Unterschied beim Neurotizismus fällt am deutlichsten aus: Er liegt bei durchschnittlich 16 Prozent. Auch bei den Komponenten Extraversion und Offenheit erreichen Frauen etwas höhere Werte, wenngleich der Unterschied hier weniger stark ausgeprägt ist. Auffallend ist, dass sich die Differenz in Bezug auf Neurotizismus zwischen Männern und Frauen erst ab dem vierzehnten Lebensjahr bemerkbar macht, bei Mädchen also während oder kurz nach der Pubertät. Dies deutet auf einen Zusammenhang mit Hormonen hin. Und dieser Zusammenhang besteht tatsächlich. Neurotizismus ist ein stark risikovermeidendes Verhalten. Wie wir gesehen haben, führt Testosteron gerade zu mehr Risikobereitschaft. Die Wirkung von Testosteron auf das Verhalten besteht nicht direkt darin, die Aggressivität oder Risikobereitschaft zu erhöhen. Vielmehr werden dank dieses Hormons Risiken und aggressives Verhalten weniger gemieden, und das alles im Dienste der Fortpflanzung.

Der soziale Status ist sowohl bei Menschen als auch bei anderen Primaten sehr bedeutsam für die Chance auf eine erfolgreiche Paarung, und damit auf Nachkommenschaft. Testosteron steigert das Streben, auf der sozialen Leiter aufzusteigen. Ein höherer Testosteronwert sorgt dafür, dass Männer mehr «statusförderndes» Verhalten an den Tag legen, das heißt, sie verhalten sich dominanter, aggressiver und risikofreudiger. Dieser Zusammenhang ist nicht besonders stark, Männer verfügen schließlich auch über Impulskontrolle und wägen ihre Interessen ab, aber ein Zusammenhang besteht durchaus.

In einem witzigen Experiment erhielten 250 Männer doppelblind (d. h. weder die Teilnehmer noch die Wissenschaftler wussten, wer was bekam) entweder eine zusätzliche Portion Testosteron oder ein Placebo. Dazu rieb man ihnen ein Gel auf die Haut, so dass das Sexualhormon über die Haut ins Blut gelangte. Dann wurden ihre Vorlieben für eine Reihe von Objekten gemessen. Zur Auswahl stand immer ein Gegenstand, der statusfördernd war, und ein Gegenstand von hoher Qualität und zum gleichen Preis, der nicht mit hohem Status verbunden war. So konnte man beispielsweise zwischen einer Uhr einer berühmten Marke und einer ebenso teuren und qualitativ besseren Uhr einer unbekannten Marke wählen. Die Männer, die Testosteron erhalten hatten, entschieden sich doppelt so häufig für die statussteigernden Artikel wie die Männer, bei denen man das Placebo-Gel aufgetragen hatte. Diese statussteigernden Gegenstände (der Porsche, die Ray-Ban-Sonnenbrille, die Rolex-Uhr, der Valentino-Anzug) sind mit den Federn des Pfaus und dem Geweih des Hirsches vergleichbar: Sie signalisieren, dass dieses Männchen ein erfolgreiches Exemplar seiner Gattung und daher ein ausgezeichneter Partner ist. Die Wirkung von Testosteron auf Frauen wurde in dieser Studie nicht untersucht, doch ich gehe davon aus, dass auch sie mit dem Hormongel auf der Haut die statussteigernden Artikel gewählt hätten.

Viele Erkenntnisse über die Auswirkung von Testosteron wurden bei der Behandlung von Transgender-Personen gewonnen, die bei der Geschlechtsanpassung von einer Frau zu einem Mann Testosterongaben erhalten. In den ersten drei Monaten der Hormontherapie sind die größten Auswirkungen auf die Persönlichkeit zu beobachten. Die Betroffenen erzielen höhere Werte im Bereich der Extraversion: Sie werden vor allem selbstsicherer. Außerdem verringern sich ihre Werte im Hinblick auf Neurotizismus, vor allem was den Aspekt Depression angeht. Die genderspezifischen Unterschiede der Persönlichkeit stehen also in einem Zusammenhang mit den Sexualhormonen, obwohl das nicht die einzige Erklärung ist.

Neben dem deutlichen Einfluss der Sexualhormone spielt auch die Sozialisation für die Persönlichkeitsunterschiede eine Rolle. Bei Frauen ist Umgänglichkeit erwünscht und geschätzt, bei Männern ist das weniger bedeutsam. Wir tun unser Bestes, um den Wünschen der Gesellschaft zu entsprechen, Wünschen, die für Männer und Frauen unterschiedlich ausfallen. Wir verinnerlichen diese sozialen Wünsche sogar: Die Anforderungen, die die Gesellschaft an uns stellt, werden mit der

Zeit zu unseren eigenen Wünschen, die prägen, wie wir uns selbst sehen möchten. Ich denke daher, dass der Unterschied in der Persönlichkeit kein rein geschlechtsspezifischer Unterschied (aufgrund biologischer Eigenschaften) ist, sondern ein Genderunterschied (aufgrund sozialen Drucks). Die Geschichte hat Frauen lange Zeit ganz andere Rechte und Pflichten zuerkannt als Männern. Erst seit kurzem stehen Frauen, zumindest gesetzlich, die gleichen Rechte zu wie Männern. Nehmen Sie nur meine Familiengeschichte als Beispiel.

Meine Großmutter gehörte zur ersten Generation niederländischer Frauen, die das Wahlrecht erhielten. Als meine Mutter heiratete, musste sie, wie es das Gesetz verlangte, aufhören zu arbeiten. Man fand, dass sie sich nun ganz der Sorge für Mann und Kinder widmen sollte, und das auch zu einer Zeit, als sie noch keine Kinder hatte. Als ich im letzten Jahr auf der Grundschule war, wurde mir geraten, auf eine hauswirtschaftliche Schule zu gehen, was für die meisten Mädchen die Standardempfehlung war, es sei denn, der Vater war Anwalt oder Arzt. Ich sollte lernen, den Haushalt zu führen und für meinen Mann gut zu kochen. Meine Tochter studiert Medizin. In ihrem Studiengang sind die Mädchen in der Mehrzahl. Innerhalb einer sehr kurzen Zeit – ich spreche hier von nur vier Generationen – hat sich die Rolle der Frau stark verändert. Da finde ich es nicht seltsam, dass auch die heutige Generation junger Frauen noch immer zu etwas mehr Bescheidenheit und Freundlichkeit neigt als ihre männlichen Altersgenossen.

Doch es gibt auch ein gewichtiges Argument gegen diese Auswirkung von gesellschaftlichem Druck auf die Persönlichkeit. Über den Einfluss kultureller Normen auf Männer und Frauen ist viel geforscht worden. Es scheint naheliegend, dass sich in einem Land wie Indien, in dem viele Frauen eine andere soziale Rolle als Männer einnehmen, die Persönlichkeit von Frauen stärker von der Persönlichkeit von Männern unterscheidet. In einem Land wie Schweden hingegen würde man einen geringeren Unterschied erwarten. In fast allen Ländern der Welt wurde der Big-Five-Fragebogen von repräsentativen Gruppen von Männern und Frauen unterschiedlichen Alters ausgefüllt, um die Unterschiede zwischen den Geschlechtern zu ermitteln. Eine große Studie mit vielen tausend Teilnehmern aus fünfundfünfzig verschiedenen Ländern kam anschließend zu dem Ergebnis, dass die geschlechtsspezifischen Unterschiede in all diesen Ländern fast gleich waren. Die Studie untersuchte für jedes Land, ob sich die sozialen Rollen von Männern und Frauen stark unterscheiden (z. B. in Pakistan, Botswana, Äthiopien, Indonesien, Malaysia und Tansania) oder eher gleich sind (z. B. in den skandinavischen Ländern, Neuseeland und den Niederlanden). Anders als erwartet, stellte sich heraus, dass die Unterschiede zwischen Männern und Frauen hinsichtlich der Big-Five-Merkmale in den letztgenannten Ländern tatsächlich etwas größer waren als in den Ländern mit sehr unterschiedlichen sozialen Rollen. Wissenschaftler, die diesen Ergebnissen misstrauten, wiederholten die Untersuchung und kamen zu demselben Ergebnis: In Ländern mit stärker differenzierten sozialen Rollen sind zwischen Männern und Frauen gerade geringere Persönlichkeitsunterschiede zu beobachten. Seltsam, aber wahr.

Zur Verteidigung der sozialen Rollentheorie wird manchmal behauptet, dass sich Frauen in Ländern mit stark divergierenden sozialen Rollen ausschließlich mit anderen Frauen statt mit Männern vergleichen und daher den Fragebogen anders ausfüllen. Dafür scheint es jedoch kaum Belege zu geben. Vorläufig müssen wir das Fazit ziehen, dass die Hinweise für einen hormonellen Einfluss auf die Persönlichkeitsunterschiede stark sind, während es nur schwache Hinweise darauf gibt, dass hier sozialer Druck die entscheidende Rolle spielt.

4

Wie geht das Umfeld mit Mädchen und Jungen um?

Die Spartaner ließen ihre Söhne schon als Babys ohne Decke schlafen, um sie frühzeitig abzuhärten. Aus ihnen wurden die besten Krieger ihrer Zeit. Die Töchter Spartas waren schön zugedeckt. In den Niederlanden werden auch die Jungen in der Regel zugedeckt, aber die Unterschiede im Umgang mit Jungen und Mädchen von klein auf sind auch hier beträchtlich.

In einer Studie wurden Säuglinge im Alter von sechs, neun und vierzehn Monaten auf ihr Spielverhalten und ihre ersten Sprachversuche hin untersucht. Die sechs Monate alten Kinder konnten natürlich noch nicht sprechen oder laufen. Das Spielverhalten der Jungen und der Mädchen war in diesem Alter gleich. Das stimmt auch mit den Resultaten anderer Studien überein. Allerdings gibt es schon in den ersten Monaten einen Unterschied in der Art und Weise, wie Eltern mit ihren Söhnen und Töchtern spielen. Um dies zu untersuchen, ließ man Mütter zehn Minuten lang mit ihren Babys in einem Raum mit geschlechtsneutralem Spielzeug spielen. Mit sechs, neun und vierzehn Monaten liefen mehr Interaktionen zwischen Mutter und Tochter ab als zwischen Mutter und Sohn. Mit vierzehn Monaten, als die Kleinkinder bereits ein wenig sprechen und die meisten von ihnen auch laufen konnten, erhielten die Jungen mehr Anweisungen als die Mädchen. Es gab auch mehr körperliche Interaktion mit den Jungen. Mädchen wurden mehr Fragen gestellt, und es war offensichtlich, dass von vierzehn Monate alten Mädchen mehr verbale Antworten erwartet wurden als von gleichaltrigen Jungen. Die Mädchen sollten Antworten geben, die Jungen sollten Aufgaben erfüllen. Im Durchschnitt sprechen Eltern mehr mit ihren Töchtern als mit ihren Söhnen, während sie ihre Söhne stärker dazu anregen, etwas Neues zu unternehmen.

Die Tatsache, dass es (noch) keinen Unterschied zwischen dem Spielverhalten von Jungen und Mädchen gab, deutet darauf hin, dass die Unterschiede in der Interaktion tatsächlich von den Müttern ausgehen und nicht aus den Reaktionen auf das Verhalten der Kinder hervorgehen. Väter haben an diesem Experiment nicht teilgenommen, aber ich vermute, dass ihr Umgang mit den Babys das gleiche Muster zeigen würde.

Andere Studien zeigen, dass sich auch bei der Häufigkeit, mit der Eltern ihre Töchter und Söhne berühren, Abweichungen ergeben. Bereits im ersten Jahr werden Töchter häufiger gestreichelt, während Jungen häufiger hochgenommen, woanders abgesetzt oder in eine andere Position gebracht werden. Mädchen dürfen sich länger in der Nähe der Eltern aufhalten, um umsorgt zu werden, während Jungen eher dazu ermutigt werden, auf Entdeckungstour zu gehen. Dies ist ein Muster, das in der gesamten westlichen Welt zu beobachten ist. Eine einzige transkulturelle Studie zeigt das gleiche Muster auch in einem Land wie Kamerun auf. Unterschiede im Spielverhalten von Eltern mit ihren Söhnen und Töchtern setzen also schon in frühester Kindheit ein. Mit zunehmendem Alter der Kinder verstärken sich diese Unterschiede.

Ältere Jungen werden eher als Mädchen dazu ermutigt, selbst herauszufinden, wie etwas funktioniert. Mädchen erhalten beim Spielen mehr Hilfe; sie bekommen häufiger etwas in die Hand gedrückt, was nicht in Reichweite liegt. So wird Mädchen implizit die Botschaft vermittelt, dass es gut ist, Hilfe zu bekommen, während Jungen dazu ermutigt werden, selbstständig und unternehmungslustig zu sein.

Genderstereotype sind die prototypischen Bilder, die wir uns von Menschen machen. Mädchen gelten als freundlich, fürsorglich und beschützend. Das klischeehafte Bild eines Jungen charakterisiert ihn als selbstbewusst, abenteuerlustig und technisch begabt. Diese stereotypen Bilder beruhen zwar auf wissenschaftlichen Studien, angesichts der bescheidenen Unterschiede, die in den Studien ermittelt wurden, handelt es sich aber um überzeichnete Karikaturen. Außerdem sind Durchschnittswerte einer Gruppe per definitionem schlecht dazu geeignet, einen einzelnen Jungen oder ein einzelnes Mädchen einzuschätzen.

Eltern und andere Erwachsene im Umfeld des Kindes belohnen auf diese Weise unbewusst das Verhalten, das der typischen Geschlechterrolle entspricht, und sie reagieren nicht oder sogar missbilligend auf ein Verhalten, dass dem nicht entspricht. Da Kinder nun einmal gerne mit Aufmerksamkeit – einem Zunicken, einem freundlichen Wort oder einer Liebkosung – belohnt werden, zeigen sie zunehmend gendertypisches Verhalten. Im Jahr 1989 filmte man eine Vielzahl von Eltern und Kindern, während sie nacheinander mit typischem Jungenspielzeug, mit genderneutralem Spielzeug oder mit typischem Mädchenspielzeug spielten. Väter reagierten begeisterter auf ihre Söhne, wenn sie typisches Jungenspielzeug verwendeten, Mütter, wenn ihre Töchter Mädchenspielzeug zur Hand nahmen. Der Gebrauch von Spielzeug des anderen Geschlechts rief weniger Begeisterung hervor. Haben sich die Dinge heute, gut dreißig Jahre später, geändert? Aus einem Update der Literatur von 2016 geht hervor, dass sich immer noch das gleiche Muster zeigt.

Auch Zeitschriften, soziale Medien, das Internet, Comics, Kinderbücher, das Fernsehen und Spielzeugläden tragen maßgeblich zur Verfestigung von Rollenmustern bei. Von den Neunjährigen liest mehr als die Hälfte Zeitschriften und Comics. Schon von Anfang an besteht ein großer Unterschied zwischen den Magazinen, die von Jungen und Mädchen gelesen werden. Jungen- und Mädchenzeitschriften unterscheiden sich in Farbe, Sprache und Inhalt voneinander. Die Geschichten in den Jungenzeitschriften handeln von Abenteuern, Kämpfen, Tapferkeit und Reisen, und natürlich sind die Hauptfiguren männlich. In den Zeitschriften für Mädchen geht es um Beziehungen, Liebe (bei den Jüngsten noch um die Liebe zu einem Pony, Kätzchen oder Hund), Treue und Fürsorge. Selbst Heftchen, die sowohl von Jungen als auch von Mädchen gelesen werden, zum Beispiel *Donald Duck*, vermitteln ein stark rollenverfestigendes Bild. Die weiblichen Figuren sind vernünftig und halten sich an die Regeln, die männlichen Figuren sind frech und mutig. Das trifft sogar noch auf die jüngste Generation der Disney-Figuren zu. In Serien nehmen erwachsene Frauen häufiger die Rolle als Model oder Schauspielerin ein, während Männer eher Ingenieure oder Piloten verkörpern. Diese unterschwelligen Rollenbilder übertragen sich auf unsere Kinder. Fragt man Mädchen im Alter zwischen fünf und sieben Jahren nach ihrem Traumberuf, so möchte ein Drittel von ihnen Model werden, ein weiteres Drittel Schauspielerin und nur 4 Prozent Ingenieurin oder Wissenschaftlerin. Die Jungen gaben auf diese Frage viel differenziertere Antworten und nannten technische, medizinische, akademische und unternehmerische Berufe.

Im Spielwarengeschäft ist das rosafarbene Regal, das Mädchen ansprechen soll, nicht zu übersehen. Die Spielsachen, die dort zu finden sind, laden zum Versorgen, Kuscheln und Füttern ein. Mädchenspielzeug ist stark auf Kommunikation und Aussehen ausgerichtet. Das Regal für die Jungen steht in einer anderen Ecke und hat andere Farbkombinationen. Hier findet man Autos, andere Fahrzeuge, Roboter, Waffen, Ritter und Computerspiele. Diese Spielsachen verlangen andere Fähigkeiten, räumliches Vorstellungsvermögen, Schnelligkeit und Koordination.

Auffallend ist auch, dass Mädchen und Frauen in Büchern, Filmen und Serien viel weniger vorkommen als Jungen und Männer. Sie haben weniger Text und spielen selten die Hauptrolle. Selbst auf Wikipedia – einem Medium, das sich doch um die Gleichbehandlung der Geschlechter bemüht – gibt es viermal so viele Artikel über Männer wie über Frauen. Wir tragen auch selbst dazu bei: Sowohl Väter als auch Mütter posten in den sozialen Medien häufiger eine Nachricht über ihren Sohn als über ihre Tochter. Beiträge über Söhne erhalten im Durchschnitt anderthalbmal so viele Likes.

Das geschieht natürlich unbewusst und wirkt sehr unschuldig, aber alles in allem vermittelt es doch den Eindruck, dass Mädchen eine geringere Rolle spielen, weniger interessant, weniger klug und weniger bedeutend sind als Jungen. Dies leistet der Bescheidenheit von Mädchen Vorschub und macht es unwahrscheinlicher, dass sie für sich eine Hauptrolle einfordern.

Im Alter von drei Jahren hat sich bereits ein deutlicher Unterschied im Spielverhalten zwischen Jungen und Mädchen entwickelt. Jungen neigen eher dazu, weiter entfernt von ihren Eltern zu spielen, zum Beispiel in einer anderen Ecke des Zimmers. Bei den Spielen der Mädchen geht es eher um die Körperpflege, etwa Haare kämmen, Kleidung an- und ausziehen, Nägel lackieren. Beim Spiel der Jungen wird häufiger getobt und gekämpft. Ab dem Schulalter kommt der soziale Druck durch Gleichaltrige hinzu: Kinder spielen viel häufiger mit Kindern desselben als mit Kindern des anderen Geschlechts. Genderstereotype Verhaltensweisen, sowohl beim Spielen im Freien als auch im Haus, werden innerhalb der gleichen Geschlechts- und Altersgruppe belohnt. Mädchenhafte Mädchen und jungenhafte Jungs sind am beliebtesten. Ein Spielverhalten, das nicht zum eigenen Geschlecht passt, kann zu sozialer Ausgrenzung führen, vor allem bei Jungen. Ein Junge, der gerne mit Puppen spielt, gehört bald nicht mehr dazu.

Ein zweiter starker Anreiz, sich wie ein typischer Junge oder ein typisches Mädchen zu verhalten, entsteht in der Jugend, wenn es junge Menschen toll finden, beim anderen Geschlecht beliebt zu sein. Das typische Genderrollenmuster ist sexy, das atypische Rollenmuster ist nicht sexy. In dieser Zeit werden Kleidung, Spielzeug, Sport und Hobbys noch stereotyper.

Ich gehe davon aus, dass die Genderstereotype für Mädchen, die diese vor allem in der fürsorglichen, vernünftigen und bescheidenen Rolle sehen, mitverantwortlich dafür sind, dass sie sich bei ihrer weiteren Ausbildung und Berufswahl anders orientieren. Das klingt logisch, ist aber schwer zu beweisen. Was jedoch untersucht wurde, ist der Effekt der Farbe. Offenbar lernen Kinder schon sehr früh, welches «ihre» Farbe ist. Vor allem Jungen lernen, die Farbe Rosa zu vermeiden. Wenn man bei typischem Mädchen- und Jungenspielzeug die Farbe ändert (die Eisenbahn wird rosa und die Puppe trägt blaue Kleidung), ändert sich auch die Vorliebe der Kinder für dieses Spielzeug. Vor allem Jungen entscheiden sich dann eher für Mädchenspielzeug. Dies impliziert, dass sich die Wahl von Jungen und Mädchen daran orientiert, was zu ihrer Geschlechterrolle gehört, und dies ihre eigenen Interessen überlagern kann.

Da Genderstereotype auf Gruppendurchschnittswerten basieren, ist die Wahrscheinlichkeit gering, dass sie eine zutreffende Einschätzung eines Kindes oder Erwachsenen ermöglichen. Dennoch bedienen wir uns solch stereotyper Bilder. Diese haben wir nicht nur für Jungen und Mädchen verinnerlicht, sondern auch für Menschen aus bestimmten Ländern, für Menschen mit gewissen sexuellen Vorlieben, für Menschen bestimmter Glaubensrichtungen und sogar für Brillenträger. Ohne es zu bemerken, und oft auch ohne es zu wollen, verwenden wir stereotype Bilder, um Menschen einzuschätzen. Nicht weil wir boshaft oder dumm sind, sondern weil unser Gehirn von Natur aus faul ist. Alles, was wir auf Autopilot tun können, wird gern angenommen, denn so können wir unsere begrenzte Aufmerksamkeit auf angenehmere Dinge konzentrieren.

Daniel Kahneman, ein israelischer Psychologe und Autor des hochgepriesenen Buches *Thinking fast and slow,* unter dem Titel *Schnelles*

Denken, langsames Denken übersetzt, behauptet, dass wir auf zwei Arten denken können. Die eine ist unser unbewusstes intuitives Denken. Es ist schnell, stark von Emotionen geprägt und nimmt eine rasche Einschätzung der Welt und der Menschen um uns herum vor, um Gefahren rechtzeitig zu erkennen und zu vermeiden. Das automatische Denken läuft immer im Hintergrund mit. Dieses System nimmt uns viele alltägliche Probleme ab, ohne uns Zeit oder Mühe zu kosten. Es funktioniert so schnell, weil es grobe Vereinfachungen nutzt. Stereotype Bilder sind dabei sehr hilfreich. Ein Mädchen, ein Mann, ein Muslim, ein Homosexueller, ein Asiate, ein Brillenträger – sie alle sehen sich einem stereotypen Bild ausgesetzt. Glauben Sie selbst, davon nicht betroffen zu sein? Das dachte ich von mir selbst auch. Bis ich einen kleinen Test zu impliziten Assoziationen gemacht habe. Solche Tests finden Sie mit dem Suchbegriff *implicite association*, zum Beispiel unter www.implicit.harvard.edu. Darin müssen Sie zwei Dinge miteinander in Verbindung bringen. Zum Beispiel «fair» und eine Reihe verschiedener Länder. Der Test misst Ihre Reaktionsgeschwindigkeit und spricht so ihr schnelles, intuitives Denken an. Sie bekommen nicht genug Zeit, um politisch korrekte Ideen zu entwickeln. Ich war schockiert über mein eigenes stereotypes Denken. Es könnte gut sein, dass Sie zu demselben Schluss kommen wie ich.

Die bloße Tatsache, dass solche Stereotype weit verbreitet sind, bedeutet jedoch nicht unbedingt, dass wir auch ungehemmt nach ihnen handeln. Kahneman zufolge haben wir nämlich noch ein zweites Denksystem: System zwei, das langsame und bewusste Denken. Dieses System erfordert Aufmerksamkeit und ist daher anstrengend. System zwei nutzt den Verstand, das Gedächtnis, das logische Denken. Stereotypische Einschätzungen lassen sich mit System zwei korrigieren. Mit seiner Hilfe könnte man beispielsweise die Wahrscheinlichkeit, dass eine einzelne Frau dem stereotypen Bild einer Frau entspricht, als ziemlich gering einschätzen. Da das zweite System Zeit und Mühe kostet, verwenden wir möglichst oft das erste System, das einfach und schnell ist. Von Natur aus neigen wir daher dazu, uns von stereotypen Bildern leiten zu lassen. Wir können sie durchaus korrigieren, aber das bereitet uns einige Mühe. Ob wir uns diese Mühe machen oder nicht, bestimmt unser Verhalten. Es bestimmt, ob wir uns von unserem Kopf oder von unserem Bauchgefühl leiten lassen.

5

Eine Hirnhälfte ist nicht wie die andere

Ohne den harten Schädel, der es umgibt, hat unser Gehirn etwas von einer Walnuss ohne Schale. Zwei Hirnhälften mit einer gewundenen Außenschicht, die eng beieinanderliegen und in der Mitte durch eine breite Bahn miteinander verbunden sind. Diese Bahn wird als Hirnbalken oder *Corpus callosum* bezeichnet, es ist die dickste Verbindung der weißen Substanz, über die unser Gehirn verfügt, gewissermaßen die A1 des Gehirns. Bei einer Walnuss ist die rechte Hälfte wahrscheinlich ebenso groß wie die linke, aber beim Gehirn verhält sich das anders. Die linke Hirnhälfte hat eine andere Form, sie ist etwas schwerer, hat andere Verbindungen und an manchen Stellen eine dickere Schicht grauer Substanz. Die meisten Funktionen – wie Emotionserkennung, Wortfindung und rhythmisches Klopfen – können von beiden Hirnhälften geleistet werden, dabei ist jedoch die eine Hirnhälfte jeweils deutlich besser als die andere.

Bei der überwiegenden Mehrheit – bei 96 Prozent der Rechtshänder und 70 Prozent der Linkshänder, um genau zu sein – ist die linke Hirnhälfte für Sprache dominant. Es bedeutet, dass Sprachfunktionen wie Sprechen, Sprachverständnis, Schreiben und Lesen hauptsächlich von der linken Hirnhälfte gesteuert werden. Die rechte Hirnhälfte spielt bei der Sprache gleichfalls eine Rolle; sie ist sehr empfindlich für Prosodie, die Sprachmelodie. Auch der emotionale Gehalt der gesprochenen Sprache wird am besten von der rechten Hirnhälfte interpretiert. Wenn die Sprachbereiche der linken Hirnhälfte ausfallen, beispielsweise durch einen Schlaganfall, sind Sprechen und Sprachverständnis stark beeinträchtigt. Je nach Ausmaß und genauer Lokalisation des Schlaganfalls entwickelt eine Person eine schwere oder weniger schwere Aphasie. Betrifft ein solcher Schlaganfall die rechte Hirnhälfte, hat das weitaus weniger Folgen für den Sprachbereich. Noch mehr Fachjargon: Die Sprachfunktion ist eine «lateralisierte» Funktion, das heißt eine Funktion, bei der eine Gehirnhälfte besser ist als die andere. Es gibt andere lateralisierte Funktionen wie Rechnen, räumliches Vorstellungsvermögen und Tonerkennung, aber die Ungleichheit zwischen den Hirnhälften ist bei der Sprache am stärksten ausgeprägt.

Beide Hirnhälften haben ihr eigenes Bewusstsein, ihre eigenen Wahrnehmungs- und Erinnerungsfähigkeiten. Doch ein gesunder Mensch merkt normalerweise nicht, dass zwei Hirnhälften am Werk sind, für ihn fühlt es sich an, als hätte er nur *ein* Gehirn, *eine* Psyche, *ein* Ich. Das liegt daran, dass die Informationen aus der rechten und der linken Gehirnhälfte permanent über diesen breiten Hirnbalken ausgetauscht werden.

Im vergangenen Jahrhundert haben wir durch die Arbeiten des amerikanischen Neuropsychologen Roger Sperry die Spezialisierung der Gehirnhälften und die Zusammenarbeit über den Hirnbalken viel besser zu verstehen gelernt. 1981 erhielt Sperry den Nobelpreis für Medizin für seine Arbeit mit Epilepsiepatienten. In der ersten Hälfte des 20. Jahrhunderts waren die Behandlungsmöglichkeiten für Patienten mit Epilepsie noch sehr begrenzt. Menschen mit einer schweren Form dieser Krankheit hatten einen epileptischen Anfall nach dem anderen, stürzten manchmal mehrmals am Tag zu Boden und hatten heftige

Krämpfe. Das ist doch kein Leben. Eine ziemlich martialische, aber wirksame Behandlung war damals die Durchtrennung des Hirnbalkens. Nach diesem Eingriff kann die epileptische Aktivität nicht mehr von einer Gehirnhälfte auf die andere übergreifen, so dass nie das ganze Gehirn, sondern höchstens eine Hälfte von der Epilepsie erfasst wird. Damit bleibt der Patient bei Bewusstsein und stürzt nicht mehr zu Boden – eine deutliche Erleichterung für Menschen mit einer schweren Form der Epilepsie. Die Operation führte zu einer einzigartigen Situation: Die beiden Hirnhälften waren nach der Operation voneinander getrennt. Es gab zwar noch einige kleinere (mit Landstraßen vergleichbare) Verbindungen, aber diese konnten den Verlust der Verbindungen über den Hirnbalken keinesfalls ausgleichen. In einer solchen Situation wird das Potenzial jeder der beiden Gehirnhälften erst richtiggehend deutlich. Sie können beide wahrnehmen, beide reagieren und sich beide erinnern, aber normalerweise kann nur *eine* Hälfte die Sprache richtig steuern.

Sperry unterzog seine Patienten vor und nach ihrer Operation umfangreichen Tests. Im Alltag hatten die Patienten mit dem durchtrennten Hirnbalken bemerkenswert wenige Probleme mit ihrem außergewöhnlichen Gehirn. Sie konnten ihren täglichen Geschäften wie gewohnt nachgehen, sie konnten sprechen, sich bewegen, reagieren – als ob nichts geschehen wäre. Sperry führte jedoch speziellere Tests durch, indem er ihnen Informationen nur für das rechte oder das linke Ohr oder nur für das rechte oder das linke Gesichtsfeld anbot. Eine Hirnhälfte weiß dann etwas, was die andere Hälfte nicht weiß. Als er dem linken Ohr sagte, dass der Würfel unter dem Taschentuch lag (diese Information gelangt dann in die rechte Hirnhälfte), und den Patienten anschließend fragte, wo sich der Würfel befindet, konnte die auf Sprache spezialisierte linke Hirnhälfte die Antwort nicht geben; sie wusste sie ja nicht. Die rechte Hirnhälfte hingegen war nicht ausreichend auf Sprache spezialisiert, um die Frage beantworten zu können. Sobald aber die linke Hirnhälfte signalisierte, die Antwort nicht zu

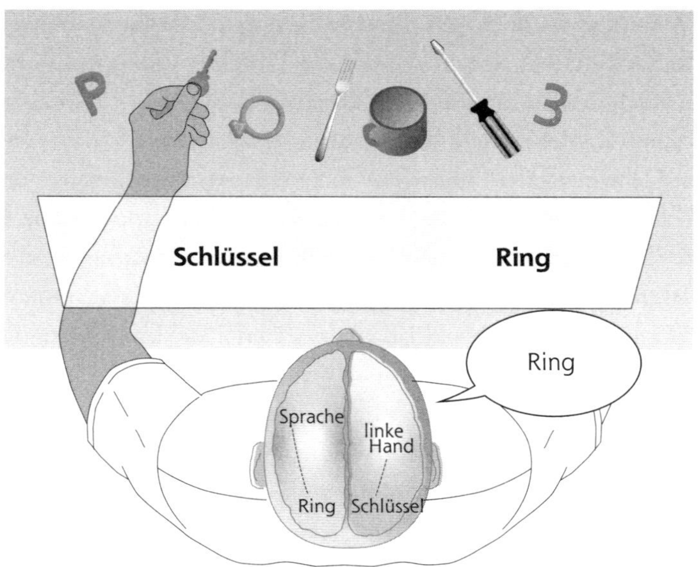

Roger Sperrys Testanordnung

wissen, konnte die rechte Hirnhälfte darauf reagieren, indem sie den linken Zeigefinger zum Protest erhob. Als nun der Patient den Würfel mit der linken Hand, die von der rechten Hirnhälfte kontrolliert wird, nehmen durfte, zog er sofort das Taschentuch weg. Auf Nachfrage erklärte er sogar dann noch, es sei reiner Zufall, dass er den Würfel dort direkt gefunden habe. Mit der rechten Hand konnte die Testperson den Würfel natürlich nicht so schnell finden. Diese wird schließlich von der linken Hirnhälfte gesteuert, die keine Informationen erhalten hatte. Sperry konnte seine Probanden auch durch andere Versuchsanordnungen verwirren. Er forderte sie zum Beispiel auf, ein Objekt auf einem Bildschirm zu benennen und mit der linken Hand danach zu greifen. Als Sperry das Wort «Ring» auf das rechte Gesichtsfeld und das Wort «Schlüssel» auf das linke Gesichtsfeld projizierte, griff der Patient mit seiner (von der rechten Hirnhälfte gesteuerten) linken

Hand nach dem Schlüssel und sagte (gesteuert von der linken Hirnhälfte) laut «Ring».

Mit Hilfe dieser Testformate fanden Sperry und sein Team heraus, dass die linke Hirnhälfte besser in abstraktem und analytischem Denken sowie in Rechnen und Linguistik ist, während die rechte Hirnhälfte auf das Verstehen komplexer räumlicher Muster (z. B. das Lesen einer Karte), konkretes Denken und die Interpretation komplexer Klänge wie Musik spezialisiert ist. Dieser Funktionsunterschied ist nicht absolut, sondern graduell. Die eine Hirnhälfte ist bei manchen Aufgaben wesentlich besser als die andere. So ist die rechte Hirnhälfte zum Beispiel zu einigen einfachen verbalen Äußerungen fähig, wie «Hipp, hipp, hurra», «Mannomann» und den gängigen Schimpfwörtern. Aber ein konkreter Satz wie «Der Würfel liegt unter dem Taschentuch» ist für die meisten rechten Hirnhälften nicht zu bewältigen.

Wie verhält es sich bei der kleinen Gruppe der Rechtshänder (4 Prozent) und der etwas größeren Gruppe der Linkshänder (30 Prozent), bei denen die linke Hirnhälfte nicht dominant ist? Bei diesen Rechtshändern ist die rechte Hirnhälfte in Bezug auf die Sprache dominant; dasselbe gilt für die Hälfte der 30 Prozent Linkshänder. Bei der anderen Hälfte tragen beide Hirnhälften gleichermaßen zur Sprache bei. Eine Art von Co-Elternschaft.

Diese interessante Minderheit wurde zum Gegenstand zahlreicher Studien. So, wie das weibliche Gehirn etwas anders funktioniert als das männliche, so funktioniert auch das Gehirn einiger Linkshänder etwas anders. Aber auch hier gilt, dass die Unterschiede im Denkvermögen zwischen Rechts- und Linkshändern äußerst gering sind. Bei sprachlichen Aufgaben schneiden Menschen mit einer nicht dem Standard entsprechenden Hirndominanz genauso gut ab wie Menschen mit einer standardmäßigen Linksdominanz, aber bei Aufgaben, die das räumliche Vorstellungsvermögen herausfordern, sind sie ein wenig im Hintertreffen, besonders beim berüchtigten Shepard'schen Rotationstest. Auch in Bezug auf die Persönlichkeit lässt sich ein Unterschied erkennen. Menschen mit einer nicht standardmäßigen Hirndominanz (häufig Linkshänder) sind etwas anfälliger für Schizotypie: für die Tendenz zu Misstrauen, zu magischem Denken (Glauben an Beschwörungen und düsteren Prophezeiungen) und den Hang zu sonderbaren Ideen, die sich zu Wahnvorstellungen auswachsen können. Natürlich sind die meisten Menschen mit einer nicht standardmäßigen Dominanz nicht schizotypisch. Es ist erstaunlich, dass so große Unterschiede in der Organisation des Gehirns nur mit derart subtilen Verhaltensunterschieden einhergehen. Auch zur unterschiedlichen Breite des Hirnbalkens bei Männern und Frauen ist viel geforscht worden. Mehrere Studien haben konstatiert, dass der Hirnbalken bei Frauen breiter ist. Man hat lange darüber diskutiert, ob die Breite des Hirnbalkens zur Körpergröße oder dem Gesamtvolumen des Gehirns in Relation gesetzt werden sollte. Einen Konsens fand man dazu nicht.

Mit dem möglicherweise breiteren Hirnbalken von Frauen verbindet sich eine Reihe von Folgerungen, etwa dass Frauen ihre rechte und linke Hirnhälfte dadurch besser gleichzeitig einsetzen könnten und besser zu Multitasking in der Lage wären. Die Studien, die einen breiteren Hirnbalken «belegen», haben mich nicht wirklich überzeugt. In ihnen wurden nur kleine Gruppen von Männern und Frauen verglichen. Kleine Studien werden jedoch schnell von Ausreißern bei einem oder wenigen Teilnehmern beeinträchtigt. Beim Vergleich von Männern und Frauen in MRT-Studien, die zu anderen Forschungszwecken durchgeführt wurden, ergaben sich keinerlei Hinweise darauf, dass der Hirnbalken bei Frauen breiter ist – nicht einmal, wenn man die geringere Größe des Gehirns von Frauen in Rechnung stellt. Letztendlich sprach eine Meta-Analyse, die alle veröffentlichten Studien zusammenfasste, das erlösende Wort. Es zeigte sich kein Unterschied in der Breite des Hirnbalkens bei Männern und Frauen.

Wie Multitasking mit einem breiteren Gehirnbalken zusammenhängen soll, hat mir noch nie eingeleuchtet. Abgesehen davon ist Multitasking für beide Geschlechter eine Utopie. Man kann seine Aufmerksamkeit nur auf *eine* Tätigkeit konzentrieren, es sei denn, die Tätigkeit ist so einfach oder man ist so geübt darin, dass sie wie auf Autopilot ausgeführt werden kann. Wenn zwei Aufgaben, die Aufmerksamkeit erfordern, gleichzeitig erledigt werden, wird die Aufmerksamkeit entsprechend verteilt. Eine Minute widmet man sich der einen Aufgabe, ein paar Sekunden der anderen, und dann wendet man sich schnell wieder der ersten Aufgabe zu. So funktioniert es auch beim Autofahren und gleichzeitigen Whatsappen – übrigens eine schlechte Kombination. Wenn man sich seinem Handy widmet, achtet man nicht auf den Straßenverkehr; das gilt gleichermaßen für Frauen und Männer.

Oft wird auch behauptet, die Nutzung der Hirnhälften sei bei Frauen anders als bei Männern. Eine Möglichkeit diese Auffassung zu überprüfen, bieten Studien zur Aphasie: dem Verlust der Sprache nach einer Hirnschädigung. Solange man gänzlich gesund ist, macht man unbeschwert von beiden Hirnhälften Gebrauch, ohne die geringste Vorstellung davon zu haben, welche Hirnhälfte jeweils für was in Anspruch genommen wird. Das ändert sich, wenn man einen Schlaganfall erlitten hat.

Ein Schlaganfall tritt meistens auf, wenn sich eine Arterie im Gehirn verschließt, manchmal auch aufgrund einer Blutung durch Einriss eines Gefäßes. Die Folge ist, dass ein Teil des Gehirns nicht mehr ausreichend durchblutet wird und daher nicht mehr richtig funktioniert. Der Ort, an dem die Sprachfunktionen angesiedelt sind, ist ein besonders gefährdeter Bereich, denn er liegt genau im Einzugsbereich der Hirnarterie, die am häufigsten von einem Verschluss betroffen ist. Passiert das auf der linken Seite, kommt es bei vielen Menschen zu einer Aphasie. Es kann dazu führen, dass es den Betroffenen nicht mehr gelingt, Wörter auszusprechen. Für diese Funktion ist das im unteren Teil des Frontallappens liegende Broca-Areal zuständig. Paul Broca, der französische Anatom, den wir bereits erwähnt haben, schilderte einen Patienten, der nur noch den Laut «tan» bilden konnte. Für «ja», «nein», «vielleicht» und für alle anderen Antworten verwendete er «tan», obwohl das auch im Französischen kein sinnvolles Wort ist. Als Broca nach dem Tod des Patienten dessen Gehirn untersuchte, wurde eine deutliche Schädigung des unteren Teils des Stirnlappens in der linken Hirnhälfte sichtbar. Der Patient hatte eine motorische Aphasie; er konnte Sprache verstehen, konnte aber nicht sprechen.

Carl Wernicke war ein deutscher Zeitgenosse von Paul Broca. Er untersuchte das Gehirn einer Person, die an einer sogenannten rezeptiven Aphasie litt: Sie konnte Sprache nicht mehr verstehen, wohl aber noch sprechen. In einem solchen Fall befindet sich die Schädigung weiter hinten im Gehirn: im oberen Teil des Schläfenlappens ebenfalls in der linken Hirnhälfte, im sogenannten Wernicke-Areal. Der Patient kann dann Wörter noch fließend aussprechen, auch Sprachrhythmus und -melodie sind normal, aber die Äußerungen sind zusammenhanglos. Die Betroffenen reden Unsinn.

Lange dachte man, dass Frauen bei einem Schlaganfall in der linken Hirnhälfte seltener als Männer eine Aphasie entwickeln und sich schneller und besser davon erholen würden. Man erklärte das damit, dass die Dominanzen der Gehirnbereiche bei Frauen weniger ausgeprägt seien als bei Männern; ihre linke Hirnhälfte also für Sprache weniger dominant sei. Mit anderen Worten, man ging davon aus, dass Frauen die rechte Hirnhälfte mehr für Sprache nutzen würden als Männer. Dies sollte zudem erklären, warum der Sprachgebrauch von Frauen angeblich emotionaler ist, sie nicht so gut abstrakt denken können und mehr Prosodie (Sprachmelodie) verwenden. Männer mit ihrer vermeintlich stark linksdominierten Sprache würden dementsprechend analytischer und logischer kommunizieren. Da Frauen die rechte Hirnhälfte für Sprache nutzen, könnten sie räumliche Aufgaben nicht so gut lösen, hieß es. Gleichzeitig wäre damit auch eine Erklärung für den geschlechtsspezifischen Unterschied bei der räumlichen Wahrnehmung gegeben. Eine schöne Theorie. Aber die Beweise dafür sind dürftig und mittlerweile veraltet. Eine groß angelegte Analyse aus dem Jahr 2018 konnte – unter Korrektur des Alters der Betroffenen und der Schwere des Schlaganfalls – zeigen, dass Männer und Frauen mit der gleichen Wahrscheinlichkeit eine Aphasie entwickeln und die Aphasie bei ihnen gegebenenfalls gleichermaßen gravierend ausfällt. Auch der Genesungsprozess verläuft bei Frauen nicht schneller oder langsamer als bei ihren männlichen Schicksalsgenossen.

Im Zuge meines Promotionsprojekts habe ich meinen Teil dazu beigesteuert, den Mythos, dass Frauen ein weniger stark lateralisiertes Gehirn haben, zu widerlegen. Ich habe alle funktionellen MRT-Studien miteinander verglichen, die bis dahin verfügbar waren. Mit einem funktionellen MRT-Scan kann man die Aktivität der verschiedenen Hirnareale sichtbar machen. Wenn ein Teil des Gehirns aktiv wird, fließt mehr frisches Blut dorthin, was ein stärkeres MRT-Signal erzeugt.

Meine Forschung umfasste Studien, bei denen die Versuchspersonen im MRT-Scanner eine Sprachaufgabe lösen sollten. Auf diesen Scans habe ich das Gleiche gesehen wie die Forscher der großen Aphasiestudie: Ich konnte überhaupt keinen Unterschied in der Lateralisierung zwischen Männern und Frauen feststellen. Sowohl in meiner Analyse der Scans als auch in den Aphasiestudien wurden Daten von mehr als tausend Personen ausgewertet. Es ist möglich, dass es dennoch einen sehr subtilen Unterschied zwischen Männern und Frauen gibt, der in einer Gruppe von Tausenden unbemerkt bleibt. Doch dann sprechen wir von einer Differenz von unter 1 Prozent. Diese Möglichkeit müssen wir uns offenhalten. Aber sie spielt eigentlich keine entscheidende Rolle. Solche minimalen Differenzen können niemals den Unterschied im räumlichen Vorstellungsvermögen erklären, der längst nicht so subtil ist.

Meine Forschung, die damals in der Zeitschrift *Brain* veröffentlicht wurde, machte mich bei den feministisch eingestellten Neurowissenschaftlern und Neurowissenschaftlerinnen beliebt. Auf einer Tagung zum Thema Gender und Neurowissenschaften wurde mir die Ehre zuteil, den Abschlussvortrag zu halten. Hätten meine Studien ein gegenteiliges Ergebnis erbracht, hätte ich es auch publiziert. Doch dann wäre ich wahrscheinlich nie eingeladen worden, über *Gender and Neuroscience* zu sprechen. Aber Politik und Wissenschaft passen nun einmal schlecht zusammen. Um gleiche Rechte für Frauen zu erwirken, ist es nicht ratsam, die geschlechtsspezifischen Unterschiede des Gehirns vom Tisch zu wischen. Die gibt es nun einmal – wenn auch nicht im Bereich der sprachlichen Lateralisierung.

Wir Wissenschaftler sind manchmal nicht in der Lage, uns von überkommenen Ideen zu verabschieden. Noch immer propagieren einige Autoren in ihren Schriften, Frauen hätten ein weniger stark lateralisiertes Gehirn als Männer. Vielleicht tun sie das, weil sie sich die Welt gerne so erklärbar machen wollen, oder weil sie die Fachliteratur seit 2010 nicht mehr verfolgen. Noch immer stoße ich in manchen Lehrbüchern und Zeitschriften auf diese Überzeugung, auch in jüngster Zeit noch. Aber so einfach ist es nicht. Das weibliche Gehirn ist kein bilaterales männliches Gehirn. Die Sachlage ist viel komplexer.

6

Komplexe Erklärungen für männliche und weibliche Intelligenz

Wir haben bereits gesehen, dass die einfachen Erklärungen für das Mysterium des weiblichen Gehirns scheitern: Die Gehirngröße taugt nicht als Erklärung (trotz ihres kleineren Gehirns sind Frauen nicht 11 Prozent weniger intelligent). Im vorigen Kapitel ist zudem deutlich geworden, dass die Lateralisierung ebenfalls keine zufriedenstellende Antwort bietet. Schauen wir uns also weiter um, nach einem komplexeren Modell.

Ein Forscherteam aus Peking hat 160 weibliche und ebenso viele männliche Studierende untersucht. Wie bei den israelischen Rekruten ließ sich auch bei den chinesischen Studierenden in keinem der IQ-Tests ein Unterschied zwischen Frauen und Männern feststellen. Außerdem maßen die Wissenschaftler mittels eines MRT die weiße und graue Substanz sowie die funktionelle Konnektivität. Letztere Messung bedarf einiger Erläuterungen.

Die funktionelle Konnektivität, also das Maß, in dem verschiedene Bereiche des Gehirns als Schaltkreis zusammenarbeiten, wurde gemessen, während die Studierenden ruhig im MRT-Scanner lagen und nichts Spezielles tun mussten. Anschließend untersuchte man, wie sich die Gehirnaktivität im Laufe des Scanvorgangs veränderte. Hierbei kann man Verbindungen zwischen Bereichen erkennen, die gleichzeitig aktiv sind. Die englische Redewendung dazu lautet: «Cells that fire together wire together.» Netzwerke von Hirnbereichen, die gleichzeitig aktiv sind, arbeiten offenbar zusammen und sind direkt oder indirekt miteinander verbunden. Auf diese Weise lassen sich funktionale Netzwerke identifizieren. Mittlerweile können wir eine Reihe dieser Netzwerke auf funktionellen MRT-Scans erkennen. Das bekannteste Gehirnnetzwerk ist das *Default-Mode-Netzwerk* (DMN). Es ist aktiv, wenn wir nichts Besonderes tun und unseren Gedanken freien Lauf lassen. Wir denken vielleicht über etwas nach, was wir gestern getan haben, über uns selbst, oder darüber, was wir morgen tun möchten, oder darüber, was andere von uns denken. Wir fragen uns, ob wir einen Freund beleidigt haben, weil wir eine Einladung ins Kino abgelehnt haben. Oder ob es nicht höchste Zeit ist, wieder einmal unsere Großmutter zu besuchen. Tagträumereien – das sind typische Aktivitäten des DMN.

Mit derartigen Messungen der Hirnaktivität werden auch andere Netzwerke wie das visuelle Netzwerk, das kognitive Kontrollnetzwerk, das sensomotorische Netzwerk, das auditive Netzwerk, das zerebelläre Netzwerk und das subkortikale Netzwerk lokalisiert (siehe Abbildung auf dem vorderen und hinteren Vorsatz).

Von diesen Netzwerken wissen wir in groben Zügen, bei welchen Funktionen sie aktiv sind. Eine relevante Eigenschaft des DMN besteht darin, dass es fast immer ein Aktivitätsmuster zeigt, das allen anderen Netzwerken zuwiderläuft. Erledigt man eine Aufgabe, welche auch immer das sein mag, sollte das DMN nicht aktiv sein, und umgekehrt: Wenn man mal nichts zu tun hat, sollten die anderen Netze zur Ruhe kommen; das DMN übernimmt dann den aktiven Part. Je besser man zwischen der Aktivität des DMN und der Aktivität der anderen Netzwerke hin und her wechseln kann, und je weniger es dabei zu Überschneidungen kommt, desto effizienter nutzt man sein Gehirn.

Zurück zu der chinesischen Studie. Dort wurde für Männer und Frauen separat berechnet, welche MRT-Merkmale ihren IQ am besten erklären konnten. Wie zu erwarten, ergaben sich für Frauen andere Messwerte als für Männer. Doch es gab auch eine Überschneidung: Personen, die ihre sensomotorischen Netzwerke, ihre auditiven und visuellen Netzwerke viel in Anspruch nahmen, waren etwas weniger intelligent. Diese Netzwerke entwickeln sich bereits in jungen Jahren und steuern die Funktionen Wahrnehmung und Bewegung. Sie liefern die Basis, aber auch nicht mehr als das. Sie sind keine Denk-Netzwerke. Das Prinzip: Je aktiver die Basisnetzwerke, desto niedriger der IQ, galt sowohl für Frauen als auch für Männer. Das mag daran liegen, dass diese Netzwerke auf das Recyceln bereits erworbenen Wissens ausgerichtet sind. Sie konzentrieren sich auf Wahrnehmung und reagieren darauf. Das ist nicht besonders kreativ. Man hält sein Tun in Bahnen, die man schon kennt, man fordert sich selbst nicht heraus.

Der Assoziationskortex, der Teil des Gehirns, in dem Informationen aus verschiedenen Sinnesorganen kombiniert und neue Ideen entwickelt werden, ist an diesen Basisnetzwerken nicht beteiligt. Wenn die Assoziationsbereiche – zum Beispiel die Bereiche zwischen dem visuellen und dem auditiven Kortex, in denen multimodale Informationen interpretiert werden – stärker in Anspruch genommen werden, führt dies zu einem höheren IQ. Dies geschieht etwa durch die Nutzung des kognitiven Kontrollnetzes oder des zerebellären Netzwerks. Das zerebelläre Netzwerk ist für das Kleinhirn maßgeblich, einem wichtigen Bereich, über den wir noch wenig wissen. Diese Netzwerke entwickeln sich erst später im Leben, während der Pubertät.

Und nun zu der spannendsten Frage, die in der Pekinger Studie geklärt werden sollte: der Frage nach den Unterschieden zwischen Männern und Frauen. Um diese Unterschiede zu erforschen, nutzte das Team Informationen aus den funktionellen MRT-Scans, aber auch aus dem anatomischen MRT-Scan, mit dem Volumen und Dicke der grauen und weißen Substanz gemessen wurden. Bei den MRT-Messungen konnten geschlechtsspezifische Unterschiede des IQ sowohl in Bezug auf die graue Substanz als auch hinsichtlich der Nutzung funktioneller Netzwerke festgestellt werden. Bei Männern beeinflusste die Dicke der grauen Substanz im linken Assoziationskortex die Intelligenz, bei Frauen war hingegen die Dicke des rechten Assoziationskortex ausschlaggebend. Also doch wieder diese Lateralisierung!

Was die Netzwerke angeht, so war die Konnektivität des DMN ein guter Prädiktor für die Intelligenz von Männern. Das ist interessant, denn offenbar beeinflusst das, was wir tun, wenn wir «nichts Besonderes tun», unsere Intelligenz. Häufig wird ja behauptet, dass Zeit zum Sinnieren wichtig wäre. Auch hier haben wir also ein Plädoyer für Tagträumereien – jedenfalls für Männer. Bei Frauen zeigte sich eine überraschende Korrelation zwischen der Intelligenz und dem zerebellären Netzwerk. Mit anderen Worten: Die Konnektivität des Kleinhirns stand bei Frauen in engem Zusammenhang zu ihrem IQ. Das Kleinhirn ist ein faszinierendes Gebiet. Es verfügt nicht nur über die größte Anzahl von Gehirnzellen und damit über die größte Hardwarekapazität, sondern weist auch die schnellsten Verbindungen auf. Dieser Teil des Gehirns spielt eine wichtige Rolle bei allen sprachlichen Prozessen: dem Sprechen, Lesen, Schreiben, bei Fertigkeiten also, bei denen Frauen gegenüber Männern leicht im Vorteil sind.

Eine Anmerkung zu dem Ganzen ist allerdings unerlässlich, und zwar im Hinblick auf Ursache und Wirkung, wozu diese chinesische Studie überhaupt nichts auszusagen vermag. Sie führte nur *eine* IQ-Messung durch und brachte diese mit den MRT-Messwerten in Verbindung. Aber ob die Gehirnfunktionen nun anders sind, weil die Menschen intelligenter sind und sich vielleicht mehr gefordert haben, oder ob diese Menschen intelligenter sind, weil ihre Hirnnetzwerke anders funktionieren, ist noch nicht geklärt. Wahrscheinlich verläuft die Ursache-Wirkungs-Beziehung in beide Richtungen.

Eine andere Gruppe von Wissenschaftlern, die zum Teil aus Kalifornien und zum Teil aus der Schweiz stammten, erforschte auch die komplexeren Unterschiede zwischen dem Gehirn von Männern und Frauen. Sie untersuchten, auf welche Weise das Gehirn gefaltet ist. Bilder des Gehirns zeigen eine Reihe von tiefen Furchen (Sulci) mit konvexen Windungen (Gyri) dazwischen. Man kann sich das Gehirngewebe, mit einer Reihe von Nervenzellschichten an der Außenseite (der grauen Substanz), wie eine dicke Bettdecke vorstellen, in deren Inneren sich hauptsächlich Verbindungen (der weißen Substanz) befinden. Diese Bettdecke muss in den kleinen Schädel gestopft werden. Um möglichst viel Oberfläche unterzubringen, sind die Schichten der Gehirnzellen, aus denen die graue Substanz besteht, kompliziert gefaltet. Dieses Faltenmuster wird als «Gyrifikation» des Gehirns bezeichnet. Je mehr Gyrifikation, desto mehr Oberfläche passt in den Schädel.

Die Gyrifikation war bei Frauen ausgeprägter als bei Männern, insbesondere im Stirnlappen, in dem das abstrakte Denken lokalisiert ist, und im Assoziationskortex, in dem Informationen aus dem Seh- und Hörsinn kombiniert werden. In beiden Fällen war der geschlechtsspezifische Unterschied in der rechten Hirnhälfte am größten, aber auch in der linken Hirnhälfte war er signifikant vorhanden. Aufgrund dieser starken Gyrifikation passt in die kleineren Schädel der Frauen fast genauso viel Oberfläche.

Eine dritte Studie über geschlechtsspezifische Unterschiede im Gehirn bot noch einen weiteren Erklärungsansatz. Die Gruppe von Ruben und Rachel Gur, einem Ehepaar aus Philadelphia, verwendete die Positronen-Emissions-Tomographie (PET). Mit einer PET haben sie gemessen, wie viel Sauerstoff das Gehirn verbraucht. Dreißig Frauen und dreißig Männer durften sich zunächst eine Weile im PET-Scanner ausruhen, danach mussten sie eine Sprachaufgabe lösen und sich anschließend einem Test zum räumlichen Vorstellungsvermögen unterziehen. Bei Einhaltung dieser Reihenfolge benötigte das Gehirn zur Bearbeitung der nachfolgenden Aufgaben jeweils mehr Sauerstoff, weil es bei jeder Aufgabe etwas härter arbeiten musste. Sowohl im Ruhezustand als auch während der Bearbeitung der beiden Aufgaben war der Stoffwechsel pro Milliliter Hirngewebe bei Frauen etwa 15 Prozent höher als bei Männern. Dieses Ergebnis ist in anderen Studien bestätigt worden.

Im Erwachsenenalter ist der Stoffwechsel des weiblichen Gehirns höher als der Stoffwechsel des männlichen Gehirns. Frauen haben also einen kleineren Motor, aber dieser Motor arbeitet härter. Darauf basiert die Aussage, das weibliche Gehirn sei ein europäisches Auto und das männliche ein amerikanisches. Eine Aussage meines Kollegen Dick Swaab, die ich gerne zitiere. Vielleicht tue ich mit diesem Vergleich sowohl dem männlichen Gehirn als auch den amerikanischen Autos Unrecht, aber ich finde das Bild sehr anschaulich.

Interessant ist die Frage, wie es das weibliche Gehirn schafft, die Gehirnzellen 15 Prozent härter arbeiten zu lassen. Die meisten Systeme in unserem Körper funktionieren bereits optimal. Sollte das für das männliche Gehirn nicht gelten? Ein kleineres, aber leistungsfähiges Gehirn ist aus mehreren Gründen vorteilhaft: Es ist weniger schwer für seinen Träger, und ein Baby mit einem kleineren Schädel stellt für die Mutter bei der Geburt ein geringeres Risiko dar. Warum haben dann nicht beide Geschlechter ein kleineres Gehirn mit einem höheren Stoffwechsel? Auch darauf hat die Wissenschaft eine mögliche Antwort parat: Es könnte etwas mit den Mitochondrien, den kleinen Energiefabriken des Körpers, zu tun haben. Das sind winzige Organe, die in fast jeder Zelle des Körpers zu finden sind. Unter dem Mikroskop kann man sie als dunkle kleine Ovale erkennen, die völlig selbständig arbeiten.

Vieles deutet darauf hin, dass Mitochondrien einst Bakterien waren, die hin und wieder in eine Zelle eines mehrzelligen Organismus eingedrungen sind. Die Bakterien waren Meister in der Umwandlung von Glukose (Brennstoff) in Energie. Diese Verbrennung erfordert Sauerstoff und setzt Kohlensäure und Wasser frei. Doch dieser Prozess

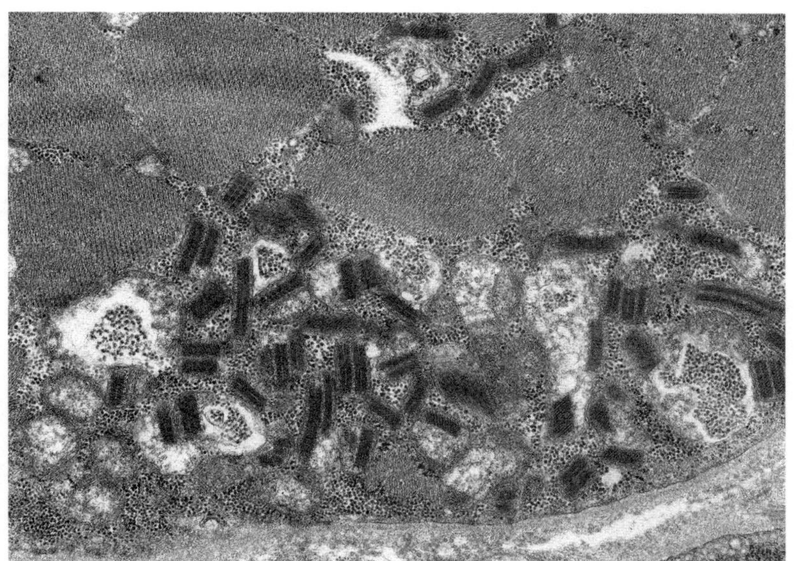

Zelle mit Mitochondrien (kleine dunkle Stäbchen) in ihrem Inneren

verläuft nicht immer erfolgreich; wenn er schiefgeht, bilden sich Sauerstoffradikale, giftige Substanzen, die die DNA, die Zellmembran und alle möglichen anderen Strukturen der Zelle schädigen können. Außerdem ist die Ausbeute der Verbrennung dann geringer. Deshalb ist es wichtig, dass die Glukoseverbrennung möglichst reibungslos und effizient abläuft. Die Bakterien waren darin meisterhaft. Sie gewannen mehr Energie aus der Glukose und setzten weniger Sauerstoffradikale frei. Tiere und Pflanzen, in deren Zellen die Bakterien aktiv waren, hatten also anderen gegenüber, denen diese Symbiose fehlte, einen Vorteil. Und auch das Bakterium war zufrieden: Die Zelle seines Wirtes lieferte ihm eine Menge Glukose: eine Win-Win-Situation. Irgendwann in der Frühphase der Evolution beschlossen die Bakterien, von nun an in der Tier- und Pflanzenzelle zu bleiben; seitdem haben nahezu alle Tiere und Pflanzen Mitochondrien.

Weil Mitochondrien einst Bakterien waren, haben sie ihre eigene DNA und können sich innerhalb der Zelle immer noch selbständig vermehren. Das ist praktisch: Wenn eine Zelle viel Energie braucht, zum Beispiel eine Muskelzelle oder eine Nervenzelle, werden mehr Mitochondrien produziert als in ruhigen Zellen wie Knorpel- oder Fettzellen. Organe wie das Gehirn, die viel Energie benötigen, haben Zellen mit vielen Mitochondrien.

Teilt sich eine Zelle, wandert eine Reihe von Mitochondrien mit ihr zu den Tochterzellen. Auch bei der Befruchtung hat die Eizelle einen ordentlichen Vorrat an Mitochondrien im Gepäck, denn auf sie wartet noch eine lange Reise durch den Eileiter, die viel Energie kosten wird. Die heranschwimmende Samenzelle hat keine Mitochondrien, denn diese würden sie schwerer und damit zu träge machen. Alle Mitochondrien des Embryos und des späteren Babys stammen also aus der Eizelle der Mutter. Die natürliche Selektion auf optimale Mitochondrien findet daher nur über die weibliche Linie statt.

Die weibliche Vererbung hat dafür gesorgt, dass sich die Mitochondrien so entwickelt haben, dass sie perfekt mit den weiblichen Körperzellen zusammenarbeiten. Die männlichen Zellen und ihr Energiebedarf sind in vielerlei Hinsicht sehr ähnlich, aber es gibt auch subtile Unterschiede. Aus diesem Grund verläuft bei Männern die Zusammenarbeit mit den Mitochondrien nicht ganz so reibungslos. Es verhält sich so, als müssten Männer auf einem Damenfahrrad mit einem zu niedrigen Sattel fahren.

In den Mitochondrien wird die bei der Glukoseverbrennung freigesetzte Energie in den Energieträger ATP umgewandelt, ein Molekül, dessen einzige Funktion darin besteht, Energie von einer Seite der Zelle zur anderen zu transportieren. Sowohl in weißen Blutkörperchen als auch in Gehirnzellen produzieren weibliche Mitochondrien 10 Prozent mehr ATP als männliche, also zusätzliche Energie, die ihr Gehirn (und ihr Immunsystem) leistungsfähiger macht. Gewiss ebenso wichtig ist die Tatsache, dass Frauen etwas weniger schädliche Nebenprodukte freisetzen, so dass die Menge an Sauerstoffradikalen, die Proteine und DNA angreifen und schädigen können, ebenfalls etwas geringer ist. Dieser Umstand wird damit in Verbindung gebracht, dass bestimmte Erkrankungen des Nervensystems wie Parkinson und ALS bei Frauen ein wenig seltener vorkommen.

Dieser weibliche Vorteil besteht nicht nur beim Menschen, auch bei den meisten Tierarten sind die Mitochondrien in den weißen Blutkörperchen, Muskelzellen und Nervenzellen bei den weiblichen Exemplaren leistungsfähiger als bei den männlichen. Frauen sind gute Heizerinnen und können ihr Gehirn, einen enormen Energiefresser, besser mit Energie versorgen.

Kurz zusammengefasst: Intelligente Frauen nutzen das Netzwerk ihres Kleinhirns besser, während intelligente Männer besseren Gebrauch von ihrem Ruhenetzwerk machen. Aufgrund der höheren Gyrifikation bei Frauen passen mehr Nervenzellschichten in ihren kleineren Schädel. Zu guter Letzt ist die Verbrennungsleistung des Gehirns von Frauen höher, was auf eine stärkere Aktivität schließen lässt. Wegen dieser Mechanismen ist das kleinere und leichtere Gehirn von Frauen dennoch dazu imstande, vergleichbare Leistungen zu erbringen.

7

Wie wird aus einem Embryo ein Junge, ein Mädchen oder eine Person mit einem nichtstandardisierten Geschlecht?

Die Befruchtung hat stattgefunden. Die Samenzelle und die Eizelle sind sich auf halbem Weg durch den Eileiter begegnet. Die Samenzelle besteht aus einem kleinen Köpfchen, das sich fast vollständig aus DNA zusammensetzt und einer langen Geißel, die dazu dient, möglichst schnell zu schwimmen, denn nur die schnellste Samenzelle wird die Eizelle befruchten. Die Eizelle ist eine kleine Wuchtbrumme: Sie verfügt über eine üppige Menge an Reservepolster und Mitochondrien.

Wenn die Samenzelle die Membran der Eizelle durchbricht, verschmelzen die beiden Zellkerne. Zweimal 23 Chromosomen bilden einmal 46 Chromosomen. Es dauert bis zu einer Woche, bis sich die befruchtete Eizelle in die Gebärmutterschleimhaut einnistet, wo sich die Plazenta bildet. In der Zwischenzeit beginnt sich die befruchtete Eizelle zu teilen, es bildet sich ein festes, mehr oder weniger rundes Zellklümpchen. Im nächsten Stadium wird der Zellhaufen hohl. Es entwickeln sich Keimschichten, die bald das Innere und Äußere des Körpers bilden werden, das Bindegewebe, die Blutgefäße, die Muskeln und die Organe. Eines der ersten Organe, das angelegt wird, ist das Gehirn.

Schon direkt bei der Befruchtung steht mehr oder weniger fest, ob der Nachwuchs männlich oder weiblich sein wird. Bestimmt wird dies durch die Chromosomen in der Spermazelle. Die Eizelle hat immer 23 Chromosomen, mit einem X-Chromosom als kleinstem Chromosom. Enthält die Samenzelle auch ein X-Chromosom, wird es wahrscheinlich ein Mädchen werden. Trägt sie ein Y-Chromosom, dann wird es wahrscheinlich ein Junge werden. Das Y-Chromosom ist viel kleiner als das X-Chromosom. Es liegen nur wenige Gene darauf, aber *eines* davon hat großen Einfluss. Dieses Gen wird Sry genannt, was für *Sex-determining Region of Y* steht. Ab der sechsten Woche nach der Befruchtung wird im XY-Embryo das Sry-Gen abgelesen. Ein anderer Name für Sry ist *Testis Determining Factor* (Hoden-determinierender Faktor), und dies ist dann auch eine der ersten Aktionen dieses Gens. In den ersten Wochen der Embryonalentwicklung sind die Geschlechtsorgane von Mädchen und Jungen noch gleich. Die Keimdrüsen sind noch nicht auf ein Geschlecht festgelegt und können entweder zu Hoden oder Eierstöcken werden. Wenn Sry aktiv wird, beginnen sich die Keimdrüsen zu männlichen Hoden zu entwickeln. Dazu gehört auch die Produktion des Hormons Testosteron, die in der zehnten Entwicklungswoche einsetzt; es bewirkt in der Folge die Ausbildung weiterer männlicher Merkmale.

Testosteron verhindert, dass es zur Ausbildung einer Gebärmutter oder Vagina kommt. Testosteron sorgt auch für die Entwicklung der äußeren männlichen Genitalien, des Penis und des Hodensacks.

Diese drei Faktoren – das Vorhandensein des Y-Chromosoms, das Vorhandensein des Sry-Gens auf diesem Y-Chromosom sowie eine effektive Produktion und Signalisierung von Testosteron – sind für die Entwicklung des Embryos in eine rein männliche Richtung unerlässlich. Wenn in der zehnten Entwicklungswoche kein (oder fast kein) Testosteron produziert wird, werden Gebärmutter, Eileiter, Vagina, Schamlippen und Klitoris angelegt.

Die Entwicklung zu einem Jungen oder Mädchen ist komplex, und diese Komplexität spiegelt sich in Situationen wider, in denen ein neugeborenes Baby nicht ganz eindeutig einem Geschlecht als Junge oder Mädchen zuzuordnen ist. Oder in Situationen, in denen Genderidentität und Geschlechtsentwicklung nicht parallel verlaufen.

In der Regel entwickelt sich ein Embryo mit einem Y-Chromosom zu einem Jungen. Aber es gibt Ausnahmen von dieser Regel. Nicht alle Y-Chromosomen haben ein Sry-Gen. Dieses Phänomen bezeichnen wir als Swyer-Syndrom; es tritt bei etwa einem von 80 000 Embryonen auf. Aufgrund des Fehlens von Testosteron durchläuft der Embryo dann die Standardentwicklung, und diese ist weiblich. Das Kind wird dann mit vollständig weiblichen Genitalien geboren, hat jedoch den männlichen XY-Genotyp. Diese Kinder sehen äußerlich aus wie Mädchen. Oft merken sie erst mit sechzehn Jahren, was mit ihnen los ist, weil die Menstruation ausbleibt. Auch andere körperliche Merkmale der Pubertät lassen in diesem Fall auf sich warten. Über den Einfluss des Swyer-Syndroms auf die Genderidentität ist noch wenig bekannt.

Ein anderer Fall sind Embryonen mit dem XY-Genotyp, die zwar ein Sry-Gen haben, deren Entwicklung aber nicht vollständig in die männliche Richtung verläuft. Sie bilden zwar Hoden aus und produzieren Testosteron, aber der Testosteronrezeptor funktioniert nicht. Daher wird das Hormon nicht bemerkt. Diese von ihrer Anlage her männlichen Embryonen entwickeln sich mit (nicht abgesenkten) Hoden und ansonsten weiblichen Genitalien. Dem Aussehen nach sind sie bei der Geburt weiblich. Sie können eine vollständig weibliche oder vollständig männliche Genderidentität haben, aber meistens liegt die Genderidentität irgendwo dazwischen.

Umgekehrt kommt es auch vor, dass sich ein genetisch weiblicher Embryo in eine männliche Richtung entwickelt, zum Beispiel, weil die Nebennieren eines Embryos mit zwei X-Chromosomen nicht gut dazu imstande sind, Cortisol zu produzieren, was später zu Problemen im Wasser- und Salzhaushalt der Nieren führt. Als Nebenprodukt der

Versuche, doch noch Cortisol zu bilden, produzieren die Nebennieren große Mengen an Testosteron, worauf die Entwicklung der Geschlechtsorgane mit einer «Vermännlichung» der äußeren Geschlechtsorgane reagiert. Je nach Menge des von den Nebennieren produzierten Testosterons und dem Zeitpunkt dieser Produktion kann es zu einem mehr oder weniger männlichen äußeren Erscheinungsbild kommen. Auch die Genderidentität von Personen mit dieser Nebennierenerkrankung ist variabel.

Sehr selten kommt es vor, dass die eine Keimdrüse zu einem Hoden und die andere zu einem Eierstock wird. Das ist nur möglich, wenn das Sry-Gen vorhanden ist, was auch bedeutet, dass es mindestens ein Y-Chromosom gibt. Diese Kinder entwickeln sich als echte intersexuelle Menschen – Hermaphroditen, wie man früher gesagt hätte. In ihnen sind beide Geschlechter angelegt. Auch bei ihnen kann die Genderidentität zwischen den beiden Extremen variieren, häufiger liegt sie in der einen oder anderen Form dazwischen.

Außerdem gibt es noch Variationen bei den Geschlechtschromosomen, zusätzlich zu den standardmäßig üblichen 46XX (Mädchen) und 46XY (Jungen). Die bekannteste unter ihnen ist 47XXY, die auch als Klinefelter-Syndrom bezeichnet wird. Diese Kinder entwickeln sich äußerlich zu Männern, schließlich wurde Sry abgelesen. Sie sind allerdings oft auffallend groß, und im Erwachsenenalter sind bei ihnen männliche Merkmale wie Körperbehaarung, eine tiefe Stimme und breite Schultern weniger ausgeprägt. Sie leiden häufiger unter Legasthenie und einer leichten Lernschwäche. Männer mit dem Klinefelter-Syndrom sind unfruchtbar und geben die Chromosomenanomalie daher nicht weiter. Ungefähr einer von 700 Männern hat das Klinefelter-Syndrom. Sie sind sich dessen nicht immer bewusst, und nur bei 10 Prozent der Betroffenen wird es vor der Pubertät diagnostiziert. Das ist bedauerlich, denn die Betroffenen können oft von einer Behandlung mit zusätzlichem Testosteron profitieren. Es gibt auch Klinefelter-Patienten, deren Chromosomenzahl 48XXXY oder sogar

49 XXXXY beträgt. Diese Chromosomenabweichungen sind schwerwiegend: Je mehr überzählige X-Chromosomen vorhanden sind, desto ernster sind die geistigen Beeinträchtigungen.

Eine andere Abweichung von den standardmäßigen Geschlechtschromosomen ist das Turner-Syndrom, bei dem eine Person nur *ein* X-Chromosom (45 X) hat. Kinder mit dem Turner-Syndrom entwickeln sich äußerlich zu Frauen (schließlich gab es kein Sry-Gen), bleiben aber unfruchtbar und sind oft auffallend klein. Das Turner-Syndrom tritt bei einer von 250 000 Frauen auf. Auch bei dieser Chromosomenvariante ergeben sich oft Probleme mit dem Denkvermögen und der Persönlichkeit. Des Weiteren gibt es Männer, die ein oder mehrere zusätzliche Y-Chromosomen haben, 47 XYY (Jacobs-Syndrom) oder sogar 48 XYYY. Das Jacobs-Syndrom ist gar nicht so selten. Man schätzt, dass einer von 1000 Männern davon betroffen ist. Es bleibt in der Regel unbemerkt, weil sich diese Jungen und Männer ohne nennenswerte Auffälligkeiten entwickeln. Allerdings treten einige Eigentümlichkeiten in dieser Gruppe öfter auf: eine langsamere Sprachentwicklung, ADHS und Autismus, stärkere Akne. Dies kann mit einem erhöhten Testosteronspiegel zusammenhängen. Die Betroffenen sind in der Regel auch etwas größer als der Durchschnitt. In den siebziger Jahren erschienen wissenschaftliche Artikel, aus denen hervorging, dass Männer mit 47 XYY in den Haftanstalten überrepräsentiert sind, und zwar mit 1 Prozent gegenüber den 0,1 Prozent der Allgemeinbevölkerung. Die Theorie dahinter besagt, dass das zusätzliche Y-Gen zu mehr Testosteron und damit zu einem risikoreicheren Verhalten führt. Theoretisch ist eine Tendenz dieser Gruppe zu straffälligem Verhalten möglich, aber fast alle Formen von Lernbehinderungen oder geringfügigen geistigen Beeinträchtigungen (wie etwa Sprachverzögerung, ADHS oder Legasthenie) sind mit einer leicht erhöhten Wahrscheinlichkeit einer Haftstrafe verbunden. Ob XYY-Männer gewalttätiger sind als XY-Männer, ist nie richtig erforscht worden.

Wir haben gesehen, dass die Entwicklung der Hoden durch das Vorhandensein des Sry-Gens bestimmt wird; die Entwicklung von Penis und Hodensack wird durch die Produktion von Testosteron und einem gut funktionierenden Testosteronrezeptor bestimmt. Das sind einfache Konstellationen.

Viel komplizierter ist die Entwicklung der Genderidentität. Sie beginnt etwas später, wenn sich das Gehirn zu entwickeln beginnt und die Hormone ihren Einfluss darauf geltend machen. Hormone sind vielleicht die wichtigsten Substanzen des Körpers. Als Botenstoffe regulieren sie fast alle Prozesse: den Stoffwechsel, die Aktivität des Immunsystems, das Wachstum, die Entwicklung und die Fortpflanzung. Bei der geschlechtlichen Entwicklung spielen mehrere Hormone wie Östrogen, Progesteron, Prolaktin, Cortisol und Oxytocin eine Rolle, aber der Hauptakteur ist auch hier das Testosteron.

Während der Entwicklung in der Gebärmutter ist die Testosteronkonzentration bei Jungen zweieinhalb Mal höher als bei Mädchen. Hohe Testosteronkonzentrationen während der Embryonalzeit führen zu einer Volumenvergrößerung der grauen Substanz des Gehirns. Die Entwicklung zu größeren Gehirnen bei Männern setzt früh ein. Auch die unterschiedliche Anzahl der Nervenzellen in der Großhirnrinde wird zu dieser Zeit schon bestimmt. Ob das auch auf die Genderidentität zutrifft, können wir nicht mit Gewissheit sagen. Ich gehe davon aus, weil sich später sowohl Jungen als auch Mädchen, je nach Höhe des Testosteronspiegels in der Gebärmutter, oft mehr bzw. weniger männlich fühlen. Die Anlage zu männlichen oder weiblichen Geschlechtsorganen bildet sich schon in einem frühen Stadium. Die Entwicklung des Gehirns in eine männliche oder weibliche Richtung erfolgt jedoch erst später. Diese beiden Prozesse laufen nicht zwangsläufig in die gleiche Richtung.

Wenn Testosteron ins Gehirn gelangt, wird es nämlich in Östradiol oder in Dihydrotestosteron, beides aktive Hormone, umgewandelt. Dihydrotestosteron sorgt dafür, dass das Gehirn männliche Eigenschaften annimmt. Das zu wissen, ist wichtig, da eine Veränderung im Umwandlungsprozess von Testosteron in Dihydrotestosteron oder in Östradiol dazu führen kann, dass sich Körper und Gehirn anders entwickeln. Das Gehirn kann sich aufgrund dieser besonderen Umwandlungsprozesse mehr oder gerade weniger männlich entwickeln als der Rest des Körpers.

Dihydrotestosteron wirkt durch die Freisetzung von Prostaglandinen auf das sich entwickelnde Gehirn ein. Prostaglandine sind sehr verbreitete, häufig vorkommende Substanzen, die aus den Zellmembranen erzeugt werden. Sie sorgen dafür, dass Nervenausläufer von aktivierten Nervenzellen zu wachsen beginnen und mit anderen Nervenzellen in Kontakt treten. Prostaglandine werden auch in Reaktion auf Gewebeschäden freigesetzt und können dann Entzündungen und Schmerzen verursachen.

Bei Versuchstieren, in diesem Fall Ratten, wurde während der Schwangerschaft eine geringe Menge Prostaglandine in das Gehirn der weiblichen Embryonen injiziert. Infolge dieser einmaligen Injektion entwickelten die ihrer Anlage nach weiblichen Ratten ein männliches Gehirn und zeigten im Erwachsenenalter ein männliches Verhalten. Bei Ratten ist dies leicht erkennbar, da sie andere Weibchen besteigen, um sich zu paaren. Es ist erstaunlich, dass eine so gewöhnliche Substanz wie Prostaglandin einen derart großen Unterschied bewirkt. Umgekehrt war es auch sehr leicht, männliche Rattenembryonen mit weiblichen Gehirnen und Verhaltensweisen zu züchten. Ihnen wurde einmal ein Mittel injiziert, das die Produktion von Prostaglandin hemmt. Solche Mittel kennen wir sehr gut: es sind die einfachen Schmerzmittel wie Aspirin, Naproxen und Ibuprofen. Nun lassen sich Sexualverhalten und Genderidentität von Ratten nicht einfach auf Menschen übertragen. Es gibt jedoch Hinweise darauf, dass Prostaglandine und deren Hemmung mittels der bekannten Schmerzmittel auch beim Menschen die Wirkung von Testosteron hemmen können. Dies ist einer der Gründe, warum schwangeren Frauen geraten wird, besonders im letzten Trimester diese Schmerzmittel möglichst wenig einzunehmen.

Die Auswirkungen von Testosteron auf den sich entwickelnden Fötus beschränken sich nicht nur auf das Gehirnvolumen und die Menge der Nervenzellen. Auch Unterschiede in der Persönlichkeit und den Interessen stehen damit in Zusammenhang. Dies zeigte sich in Studien, in denen – im Rahmen medizinisch angezeigter Fruchtwasseruntersuchungen – auch das Testosteron im Fruchtwasser von Frauen gemessen wurde. Für Jungen wie für Mädchen galt gleichermaßen, dass ein höherer Testosteronspiegel im Fruchtwasser im Kleinkindalter zu einer größeren Vorliebe für typische Jungenspiele wie Herumtollen, Kämpfen und Bauen führte.

Wie bereits erwähnt, kann eine Erbkrankheit eine Störung der Cortisolproduktion in den Nebennieren bewirken. Dabei wird der Embryo einer erhöhten Testosteronkonzentration ausgesetzt, die eine Vermännlichung der Geschlechtsorgane bewirkt. Dass sich dies auch in der Gehirnentwicklung niederschlägt, lässt sich später im Spielverhalten erkennen. Die meisten der davon betroffenen Mädchen zeigen in ihrer Kindheit eine Vorliebe für «jungenhafte» Spiele und Spielzeuge. Auch Persönlichkeitsmerkmale, die eher mit Jungen in Verbindung gebracht werden, sind bei diesen Mädchen häufiger anzutreffen. Transsexualität und Genderdysphorie (Unzufriedenheit mit dem eigenen Geschlecht) treten in dieser Gruppe etwas häufiger auf, wenngleich es sich noch immer um nur einen geringen Prozentsatz handelt.

Nach der Geburt gibt es zwei Phasen, in denen die Testosteronproduktion bei Jungen sehr hoch ist. Die erste Phase tritt schon bald nach der Geburt ein und erreicht ihren Höhepunkt im Alter von drei Monaten. Ab diesem Alter ist der Hypothalamus – der Bereich, der viele automatische Vorgänge wie Atmung, Temperatur, Durst und Hunger sowie die Sexualfunktionen steuert – in seiner Entwicklung bei Jungen anders als bei Mädchen. Der zweite Zeitraum, in dem die Testosteronproduktion einen Höhepunkt erreicht, ist natürlich die Pubertät. Die hohen Hormonkonzentrationen führen zu einer Veränderung des Fettgewebes, einer Zunahme der Muskelmasse und der Entwicklung sekundärer Geschlechtsmerkmale wie Körperbehaarung und Bartwuchs. Die hohe Testosteronproduktion in der Pubertät hat auch einen starken Einfluss auf die Entwicklung des sozialen und emotionalen Verhaltens. Das betrifft zum Beispiel die Neigung, Spannung und Nervenkitzel zu suchen.

Sry, das Gen, das die primitiven Keimdrüsen zur Produktion von Testosteron anregt, wirkt unabhängig vom indirekten Einfluss über dieses Hormon auch direkt auf die Hirnregionen ein, in denen Dopamin, Serotonin oder Noradrenalin produziert werden – Botenstoffe mit einer anregenden und aktivierenden Wirkung. Dopamin beispielsweise verleiht unserem Erleben Farbe, es motiviert uns und befähigt uns dazu, schöne Erlebnisse zu genießen. Das Sry-Gen stimuliert das Wachstum von Gehirnzellen, die diese aktivierenden Botenstoffe herstellen, was zu einer erhöhten Produktion dieser Substanzen führt. Dadurch steigt die Motivation, Risiken einzugehen und damit die Impulsivität – eine Eigenschaft, die bei Männern normalerweise stärker ausgeprägt ist.

Auch auf dem X-Chromosom liegen Gene, die sich direkt auf die Gehirnentwicklung auswirken. Das NLGN4X-Gen sorgt zum Beispiel für die Produktion eines Enzyms, das diese aktivierenden Botenstoffe abbaut. Stimmt mit diesem Gen etwas nicht, nimmt die Konzentration dieser Botenstoffe stark zu, was das Risiko, an ADHS zu erkranken, signifikant erhöht. Bei Frauen mit ihren zwei X-Chromosomen wird das nur dann problematisch, wenn sie zwei fehlerhafte NLGN4X-Gene haben, während Männer bereits mit einem fehlerhaften Gen in Schwierigkeiten geraten. Es ist naheliegend zu vermuten, dass das Risiko, an Angstzuständen und Depressionen zu erkranken, bei zwei X-Chromosomen größer ist, da der Einfluss von Sry fehlt und die beiden NLGN4X-Gene die Produktion von Dopamin, Serotonin und

Noradrenalin hemmen. Und tatsächlich kommen Angststörungen und Depressionen gerade deshalb bei Frauen häufiger vor. In Kapitel 13 werden ich ausführlicher auf die unterschiedlichen Krankheitsanfälligkeiten von Männern und Frauen eingehen.

8

Die Entwicklung des Gehirns

Die Entwicklung des Gehirns beginnt schon frühzeitig in der Embryogenese und setzt sich noch lange fort. Bei der Geburt hat das Gehirn etwa ein Drittel des Gewichts erreicht, das es im Erwachsenenalter haben wird. In den ersten drei Monaten nach der Geburt wächst das Gehirn schnell. Das Kleinhirn (das Zerebellum) macht einen enormen Entwicklungssprung, es wächst in dieser ersten Phase um 64 Prozent. Der Hippocampus lässt es etwas langsamer angehen und ist nach drei Monaten um 47 Prozent angewachsen. Im Durchschnitt wächst das Gehirn nach der Geburt täglich um 1 Prozent, so dass es sich in drei Monaten nahezu verdoppelt. In diesen ersten Monaten nach der Geburt ist das Gehirnwachstum der Jungen etwas stärker als das der Mädchen: Die Gehirne der Jungen legen im Durchschnitt um 200 Millimeter mehr zu, weshalb bereits nach drei Monaten ein deutlicher Volumenunterschied messbar ist. Dieses Wachstum setzt sich in den ersten Jahren beständig fort.

In welchem Alter die Pubertät einsetzt, kann sehr unterschiedlich sein. Dies ist zum Teil erblich bedingt, so dass innerhalb von Familien hierin eine gewisse Ähnlichkeit besteht. Aber auch die ethnische Herkunft und die Ernährung spielen dabei eine Rolle. Es gibt auch eine geschlechtsspezifische Differenzierung: Der Beginn der Pubertät liegt bei Mädchen im Alter zwischen acht und dreizehn, bei Jungen zwischen neun und vierzehn. Mit dem starken Anstieg der Sexualhormone während der Pubertät verstärken sich die Unterschiede im Verhalten von Jungen und Mädchen. Die Pubertät beeinflusst die Reifung des Gehirns, aber in welcher Weise sie das genau tut, ist noch nicht wirklich deutlich. Es gibt Hinweise darauf, dass die Zunahme der Hormone die Differenzierung der Gehirngröße zwischen Mädchen und Jungen verstärkt. In einigen Studien wurde festgestellt, dass der Anstieg des Hormons Östradiol während der Pubertät zu einer Ausdünnung der Großhirnrinde führt (was ein Zeichen für die Gehirnreifung ist), aber andere Studien konnten dies nicht bestätigen. Wie sich die Hormone auf das Gehirn auswirken, zeigt sich daran, dass nach der Pubertät der Unterschied im Gesamtvolumen zwischen jungen erwachsenen Männern und Frauen stärker ausgeprägt ist als zuvor. Auch das Verhalten ist nun stärker differenziert.

Das junge Gehirn wächst nicht nur, auch seine Form und Funktion entwickelt sich bei der sogenannten Hirnreifung. Die Hirnreifung besteht aus drei miteinander verbundenen Prozessen: Zunächst nimmt die Zahl der Verbindungen zu, dann werden selten genutzte Verbindungen wieder abgebaut, und schließlich werden die verbleibenden, also häufig genutzten Verbindungen besonders beschleunigt, indem sie mit einer Fettschicht (Myelin) umgeben werden.

Der erste Prozess, das zahlenmäßige Anwachsen von Verbindungen, führt zu einer Volumenvergrößerung des Gehirns. Der Schädel eines Kleinkindes verfügt noch über Nähte aus Knorpel, die leicht mitwachsen können. Im Alter von drei Jahren hat das Gehirn seine maximale Zahl an Verbindungen erreicht. Das Gehirn ist nun auf alles vorbereitet. Trainiert ein Kind, um Profifußballer zu werden? Kein Problem, die Verbindungen sind bereits vorhanden, sie müssen nur noch weiterentwickelt werden. Ist seine Mutter Diplomatin und es muss alle paar Jahre umziehen? Keine Sorge, seine Sprachzentren werden ihm helfen, eine zweite, dritte und, wenn es sein muss, auch noch eine vierte Sprache fließend sprechen zu lernen.

Wir sprechen auch vom «omnipotenten Kleinkindgehirn». Lassen Sie das die Kleinen nur nicht hören, das könnte die Knirpse ganz schön überheblich werden lassen. Die vielen Möglichkeiten des Kleinkindgehirns gehen nicht unmittelbar nach dem vierten Geburtstag verloren. In den ersten zehn Jahren kann sich das Gehirn noch in alle möglichen Richtungen entwickeln. Es ist kein Zufall, dass Menschen mit außergewöhnlichen Talenten, ganz gleich in welchem Bereich, diese fast immer schon in jungen Jahren gepflegt haben. Der Pianist Lang Lang begann mit drei Jahren Klavier zu spielen. Im gleichen Alter begann sich Fabian Hambüchen fürs Turnen zu interessieren. Ebenfalls im Alter von drei Jahren spielte Bastian Schweinsteiger bereits beim FV Oberaudorf. Michael Schumacher stieg im Alter von vier Jahren in einen Kart. Mit fünf Jahren erhielt Anne Sophie Mutter Geigenunterricht. Hätten diese Größen ihre Leidenschaft sechs Jahre später entdeckt, hätten sie ihr Weltklasseniveau wahrscheinlich nie erreicht.

Das zweite Stadium der Gehirnentwicklung dient der Entrümpelung ungenutzter Verbindungen. Fabian hat nicht gelernt, Geige zu spielen, Michael hat nicht mit dem Turnen begonnen, Bastian hat sich nicht ans Klavier gesetzt und Anne Sophie ist nie Kart gefahren. Diese Verbindungen können daher beseitigt werden. Hätten sie sich nach dieser großen Säuberungsaktion für eine andere Leidenschaft entschieden, hätten sie ein Problem gehabt. Neue Fertigkeiten, die in höherem Alter erlernt werden, erfordern viel mehr Training, und das Niveau, das letztlich erreicht wird, liegt in der Regel niedriger.

Für das große Aufräumen hat das Gehirn seine eigene Marie Kondo – die japanische Aufräumpäpstin, die uns in Büchern und ihrer eigenen Netflix-Serie lehrt, unsere Sammelwut im Zaum zu halten – angestellt, nämlich die Mikrogliazelle. Diese Zelle ist Teil des Immunsystems, hat aber viel mehr Aufgaben als nur die Abwehr. Auf zehn

Gehirnzellen kommt *eine* Marie-Kondo-Zelle, es bleibt also im Gehirn schön aufgeräumt.

Die Verbindungen zwischen zwei Nerven nutzen Kalzium, wenn sie Signale austauschen. Haben sie eine Weile nicht miteinander kommuniziert, weil sie sich nicht gemeinsam in einem aktiven Gehirnkreislauf befinden, ist der Kalziumgehalt im Umkreis dieser Verbindung gering. Die Mikrogliazelle erkennt dies als ein Signal, mit dem Aufräumen zu beginnen: Sie stülpt sich um die wenig genutzten Nervenübergänge und nimmt sie in ihren Zellkörper auf; dort wird die Verbindung langsam zersetzt.

Die größte Aufräumaktion im Gehirn findet während und kurz nach der Pubertät statt, also in den Teenagerjahren. Das Aufräumen lässt das Gehirn etwas schrumpfen. Das ist in diesem Alter daher auch normal. Wird zu viel aufgeräumt – wie es vermutlich bei Schizophrenie der Fall ist –, dann ist der Kopf etwas kleiner als normal. Festzuhalten ist: Nach dieser Aufräumaktion ist es wesentlich schwieriger, Neues zu lernen. Ein Kind lernt eine neue Sprache oder ein Instrument um ein Vielfaches schneller als ein Erwachsener.

Das dritte Stadium der Gehirnentwicklung dient der Verstärkung der verbleibenden Verbindungen. Diese Verbindungen bilden die weiße Substanz. Sie ist in der frühesten Kindheit noch nicht besonders weiß, aber sie wird es in den ersten zwanzig bis fünfundzwanzig Lebensjahren. Nervenbahnen kommunizieren über elektrische Impulse und müssen gut isoliert sein, damit ihre Botschaft nicht auf halbem Weg versickert. Dafür sorgt die Myelinschicht. Sie sorgt auch dafür, dass die Nachrichten viel schneller weitergeleitet werden. Mit meinen schulischen Kenntnissen in Physik fällt es mir nicht leicht zu verstehen, wie die Myelinschicht den Strom der Nervenausläufer genau beschleunigt. Er läuft nicht ordentlich innerhalb der Nervenbahn, wie ich es in der Schule gelernt habe, sondern macht große Sprünge über Einschnürungen in der weißen Substanz; er springt quasi von Knotenpunkt zu Knotenpunkt, nicht innerhalb, sondern außerhalb der Nervenbahn.

Die Zunahme der Myelinschicht hält bis zum Alter von etwa fünfundzwanzig Jahren an. Man merkt, dass man durch die Reifung der weißen Substanz schneller wird: Man reagiert schneller, kann schneller Probleme lösen und kann Situationen schneller einschätzen – sehr willkommene Entwicklungen für junge Menschen, die sozial und finanziell selbstständig werden.

Diese drei Prozesse – der Ausbau der Verbindungen, der Abbau ungenutzter Verbindungen und die Stärkung der verbleibenden Verbindungen – verlaufen nicht in allen Teilen des Gehirns in der gleichen Geschwindigkeit. In einigen Gebiete werden sie in einem rasanten Tempo durchlaufen, andere brauchen dazu mehr als zwanzig Jahre.

Die Entwicklung der unterschiedlichen Hirnregionen folgt einem festen Zeitplan. Die Bereiche, die die Motorik unterstützen, sind immer als Erstes an der Reihe. Dann kommen die Gebiete ganz hinten im Gehirn, die für das Sehen benötigt werden. Ihnen folgen die Bereiche, die für den Tast- und Hörsinn maßgeblich sind. Die Sprachregionen sind als nächstes an der Reihe. Schließlich reifen auch die letzten Gebiete, die Assoziationsareale, die visuelle und auditive Informationen zusammenführen, und zuallerletzt der große frontale Kortex, der für komplexes Sozialverhalten, abstraktes Denken und Planen zuständig ist. Man kann das anhand der typischen Entwicklung eines Kindes nachverfolgen: Es lernt zuerst, sich gut zu bewegen, zu greifen, zu krabbeln, zu gehen und zu rennen. Dann lernt es, sich im Raum zu orientieren; es beginnt, (durch Berührung) die Umgebung zu erkunden, hört auf seinen Namen, auf Gesang und andere interessante Geräusche. Ab dem ersten Lebensjahr beginnt ein Kind, Laute mit einer Bedeutung zu imitieren. «Mama» ist oft das erste Wort, das es spricht, dem folgen bald mehr.

Kinder im Grundschulalter sind längst nicht immer sozial kompetent. Sie können sich noch nicht so gut in eine andere Person hineinversetzen, was eine typische Funktion des Frontallappens ist, die noch lange nicht zur Verfügung steht. Daher lässt sich Hänseleien unter Kindern auch so schwer entgegenwirken. Zehnjährigen Quälgeistern ist noch nicht bewusst, was sie anderen antun. Abstrakte Fächer wie Mathematik und Philosophie werden aus gutem Grund nicht vor Eintritt in die Sekundarstufe unterrichtet; das kindliche Gehirn ist dafür noch nicht bereit. Auch das Planen und Organisieren fällt den Kindern schwer: Jüngere Schüler und Schülerinnen haben oft Schwierigkeiten, einen Zeitplan für ihre Vorbereitungen auf Prüfungen zu erstellen und einzuhalten. Und auch bei der Organisation einer Geburtstagsfeier ist die Hilfe der Eltern noch sehr willkommen.

Sowohl Mädchen als auch Jungen folgen diesem Entwicklungsschema der verschiedenen Hirnregionen genau. Doch im Gegensatz zum identischen Entwicklungsverlauf bei Jungen und Mädchen unterscheidet sich ihr Tempo dabei erheblich. Bei Mädchen entwickelt sich das Gehirn durchschnittlich eineinhalb bis zwei Jahre früher. Das entspricht genau der Zeitspanne, die Mädchen früher in die Pubertät kommen. Ist Ihr Sohn im Teenageralter nicht besonders organisiert? Vergisst er seine Termine? Kommt er zu spät? Bereitet er sich nicht auf zukünftige Ereignisse vor? Verzweifeln Sie nicht, selbst nach dem 20. Lebensjahr kann sich das noch zum Guten wenden. Dieser Unterschied in der Hirnreifung zwischen Jungen und Mädchen führt in der Sekundarstufe zu deutlich unterschiedlichen Leistungen. Mädchen haben es in dieser Zeit leichter, weil sie besser organisieren können. Aber es gibt noch mehr Vorteile.

In der Neuropsychologie verwenden wir gerne den Begriff «exekutive Funktionen». Er umfasst eine Reihe von Fähigkeiten. An erster Stelle steht die Impulskontrolle, die Fähigkeit, die Aufmerksamkeit über einen längeren Zeitraum aufrechtzuerhalten (und damit die Reaktion auf störende Reize zu unterdrücken). Das Mobiltelefon klingelt kurz; man hat eine WhatsApp-Nachricht erhalten. Springt man dann auf und greift nach dem Telefon? Oder ignoriert man die Nachrichtenmeldung und macht weiter seine Hausaufgaben? Zudem geht es bei den exekutiven Funktionen darum, das eigene Handeln zu reflektieren und diese Selbsteinschätzung zur Verbesserung der eigenen Arbeitsweise zu nutzen. Dazu gehört auch, einen Plan zu erstellen und einzuhalten, ihn zu evaluieren und anzupassen. Zu den exekutiven Funktionen zählt schließlich auch das Ergreifen von Initiativen. Bei all diesen Funktionen spielt der Frontallappen eine Hauptrolle. Wir sprechen dabei auch von «höheren Funktionen». In dem Maße, wie die Kreisläufe im Gehirn zwischen dem Frontallappen und anderen Strukturen heranreifen, gelingt es Teenagern besser, diese höheren Funktionen zu meistern.

Die größten Fortschritte werden ungefähr zwischen dem neunten und zwölften Lebensjahr erzielt. Kinder, deren Hirnkreisläufe schon ausgereifter sind, haben einen Vorteil: Sie können sich besser kontrollieren und anpassen, und sie lernen auch, sich besser in einer immer komplexeren Welt zurechtzufinden, in der Eltern, Geschwister, Erwachsene und Kinder aus der Nachbarschaft, Sportvereine und die Schule immer höhere Anforderungen an sie stellen. Mit der Reifung des Hirnkreislaufs lernt das Kind, wichtige von unwichtigen Aufgaben zu unterscheiden und den wichtigen Aufgaben Priorität einzuräumen. Es lernt aus dem gewaltigen Angebot von Reizen die richtigen auszuwählen und darauf zu reagieren. Seine Impulsivität nimmt ab, und das Kind kann sein eigenes Verhalten kritisch hinterfragen. Es lernt, zukünftige Ereignisse, beispielsweise die Reaktionen anderer auf seine Handlungen, vorherzusehen. In der Reifung der Hirnkreisläufe, die diese exekutive Funktion ermöglichen, gibt es beträchtliche individuelle Unterschiede, was zu einem großen Teil mit dem Zeitpunkt zusammenhängt, in dem die Pubertät einsetzt. Ihre durchschnittlich um zwei Jahre früher einsetzende Pubertät verschafft den Mädchen einen Vorsprung. Vor allem die Impulskontrolle und die kritische Selbstreflexion gelingt Mädchen zwischen neun und zwölf Jahren in der Regel besser als Jungen. Die weiterführende Schule, die hohe Anforderungen an diese Fähigkeiten stellt, beginnt für viele Kinder eigentlich zu früh.

Sie sind noch verspielt und lassen sich leicht ablenken, was zu schlechteren Ergebnissen führt. Sie sind noch nicht so sozial und auch nur in geringem Maße zur Selbstreflexion fähig, was bedeutet, dass sie sich noch nicht so gut in eine Gruppe eingliedern können. Mädchen profitieren von der früheren Reifung ihrer Hirnkreisläufe: Sie können sich besser anpassen und das erfüllen, was das Schulsystem von ihnen verlangt. Im Durschnitt schließen sie daher die Schule mit besseren Noten ab.

Im ersten Kapitel habe ich darauf hingewiesen, dass das Gehirn etwa 20 Prozent des gesamten Energiebedarfs des Körpers verbraucht. Besonders in der Kindheit, wenn das Gehirn stark wächst und reift, benötigt dieses Organ viel Energie. Allerdings muss in der Kindheit so enorm viel geleistet werden; ein Kind muss in dieser Phase auch seine Größe und sein Gewicht verdreifachen! Das kann nicht alles gleichzeitig geschehen. Und das tut es auch nicht. Offenbar gibt es in der Kindheit ein Wechselspiel zwischen Körperwachstum und Gehirnentwicklung. Gerade dann, wenn Kinder am schnellsten in die Höhe und in die Breite wachsen, passiert im Gehirn wenig, und umgekehrt. Zu Beginn der Pubertät darf sich das Gehirn weiterentwickeln, sobald aber der Wachstumsschub einsetzt, muss es wieder warten. Der Mensch ist das einzige Lebewesen, das in der Pubertät einen zweiten (und starken) Wachstumsschub des Körpers durchlebt. Bei mir zu Hause sind immer noch die Striche mit dem Datum und den Namen meiner Kinder auf den Badezimmerfliesen zu sehen. Ab dem vierzehnten Lebensjahr kann man sehen, wie diese Linien innerhalb eines Jahres um viele Zentimeter in die Höhe wanderten. Da das körperliche Wachstum dann am stärksten ist, muss das Gehirn mal kurz warten. Es spricht einiges dafür, dass der bei Menschenkindern späte, erst in der Pubertät erfolgende Wachstumsschub darauf zurückzuführen ist, dass das Wachstum in den Jahren davor der energieintensiven Gehirnentwicklung den Vorrang lassen muss.

Man könnten nun vielleicht vermuten, man müsse Kindern nur viele Kalorien anbieten, damit ihnen auf jeden Fall genug Energie für eine gute Hirnentwicklung zur Verfügung steht. Am unteren Ende der durchschnittlichen Energieaufnahme ist das auch richtig. Denn unterernährte Kinder entwickeln ein geringeres Denkvermögen. In den Niederlanden war dies während des Hungerwinters 1944/45 der Fall. Und es gibt immer noch viele Länder, in denen die Menschen ihren maximalen IQ nicht erreichen, weil sie als Kind untereernährt waren.

Aber oberhalb der Minimalversorgung mit Kalorien verhält sich das anders. Es scheint einen komplexen Mechanismus zu geben, der die Energie zwischen Körperwachstum und Gehirnentwicklung aufteilt. In den Spitzenphasen der Gehirnentwicklung ist das Gehirn vorübergehend sensibler für Insulin, so dass die Gehirnzellen leichter Glukose aufnehmen als andere Körperzellen und das Gehirn für eine Weile Vorrang gewinnt. Eine Überernährung ist daher für die Entwicklung des Gehirns gerade schädlich. Wenn man schwerer ist, verteilt sich das Insulin auf eine größere Zahl von Zellen, vor allem auf mehr Fettzellen, die allesamt etwas davon brauchen. Entsprechend weniger Insulin bleibt dann für das Gehirn übrig und entsprechend weniger Glukose kann dieses wichtige Organ aufnehmen. In den westlichen Ländern steht Adipositas bei Kindern daher mit einem etwas niedrigeren IQ in Zusammenhang. Dieses heikle Wechselspiel des Energievorrangs zwischen dem Gehirn und dem übrigen Körper lässt sich nicht einfach in den Griff bekommen.

In der letzten Phase der Hirnreifung, in der die weiße Substanz eine Stärkung erfährt, ist der Vorsprung der Mädchen noch etwas größer als in den anderen Phasen. Während dieser Reifungsprozess bei Mädchen hauptsächlich in der Pubertät stattfindet, setzt er sich bei Jungen bis ins frühe Erwachsenenalter fort. Im Teenageralter ist die weiße Substanz bei Mädchen durchschnittlich schon weiter entwickelt als bei Jungen. Das Corpus callosum, der Hirnbalken (die größte Verbindung von weißer Substanz im Gehirn) ist bei den Mädchen proportional dicker. Jungen holen diesen Rückstand jedoch mit der Zeit auf; im Alter von fünfundzwanzig Jahren ist ihr Hirnbalken genauso dick wie jener der Mädchen, sie sind ihnen gegenüber sogar leicht im Vorteil. Das Endergebnis der Reifung der weißen Substanz ist bei Männern und Frauen nicht gleich; bei Männern sind die Verbindungen letztendlich stärker. Hieraus können Männer einen Vorteil ziehen, beispielsweise beim Sport.

9

Eine kleine Gehirnstruktur mit großen geschlechtsspezifischen Unterschieden

Gina Rippon, eine britische Kollegin, behauptet in ihrem Buch *The Gendered Brain*, man könne einem Gehirn nicht ansehen, ob es sich um das Gehirn einer Frau oder eines Mannes handelt. Obwohl mir diese Aussage sympathisch ist und obwohl sie vielleicht auch politisch korrekt ist, kann ich ihr dennoch nicht zustimmen. Wie bereits erwähnt, liegt der deutlichste geschlechtsspezifische Unterschied beim Gehirn in seinem Gewicht: Bei Frauen wiegt es im Durchschnitt etwa 150 Gramm weniger als bei Männern.

Allerdings eignet sich dieser durchschnittliche Unterschied zwischen den Geschlechtern nicht gut dazu, Vorhersagen auf individuellem Niveau zu treffen. Denn ebenso wie es sich bei einer zwei Meter großen Person durchaus um eine Frau handeln kann, kann auch eine Person mit einem anderthalb Kilogramm schweren Gehirn weiblich sein. In beiden Fällen ist allerdings die Wahrscheinlichkeit, dass es sich dabei um einen Mann handelt, sehr hoch. Andererseits lässt sich anhand des Gehirns sehr genau bestimmen, welches Geschlecht jemand hat – jedenfalls, wenn man weiß, wo man suchen muss.

Der entscheidende Unterschied liegt in einer kleinen, aber bedeutsamen Struktur des Gehirns: dem Hypothalamus. Einer der Gehirnkerne innerhalb des Hypothalamus ist bei Männern doppelt so groß wie bei Frauen. Außerdem weist er bei Männern eine konvexe und bei Frauen eine längliche und abgeflachte Struktur auf. Sehr treffend wird dieser Gehirnkern als *Sexually Dimorphic Nucleus* (SDN, sexuell dimorpher Kern) bezeichnet. Der männliche SDN besteht aus einer viel größeren Zahl von Zellen als der weibliche. Pathologen können anhand dieses Kerns das Geschlecht ermitteln. In der Praxis ist dies jedoch nur selten erforderlich, da es einfachere Verfahren dafür gibt.

Ein weiterer Teil des Hypothalamus, der bei Jungen größer ist als bei Mädchen, ist der Bereich, der die Ausschüttung des Wachstumshormons stimuliert. Auch dieser besteht bei Jungen (und Männern) aus einer größeren Zahl von Zellen als bei Mädchen (und Frauen), wenngleich der Unterschied weniger eindrucksvoll ist als beim SDN. Die unterschiedliche Anzahl der Wachstumshormone produzierenden Zellen trägt zum größeren Längenwachstum von Jungen bei.

Der Name Hypothalamus bedeutet «unterhalb des Thalamus», und genau dort ist dieses Kerngebiet auch zu finden: direkt unterhalb des großen runden Thalamus im Zentrum des Gehirns. Der Hypothalamus ist winzig klein; er hat die Größe einer Mandel (er nimmt nur 0,3 Prozent des Gehirnvolumens ein) und besteht aus einer Ansammlung von Kernen und Faserbündeln. Er bildet die Schaltstelle zwischen dem Gehirn und dem Hormonsystem und ist für viele wichtige Funktionen wie den Tag-Nacht-Rhythmus, die Temperaturregelung, die Atmung, die Herzfrequenz, das Hunger- und Sättigungsgefühl und den Wasserhaushalt verantwortlich.

Der Hypothalamus verfügt über zahlreiche Verbindungen zu anderen Bereichen des Gehirns, den Hippocampus, der für das Gedächtnis zuständig ist, die Amygdala, die die Emotionen regelt, das Riechhirn und die Melatonin produzierende Zirbeldrüse (Epiphyse). Darüber hinaus reagiert der Hypothalamus sehr sensibel auf äußere Einflüsse, beispielsweise auf das Vorhandensein oder Fehlen von Tageslicht, auf

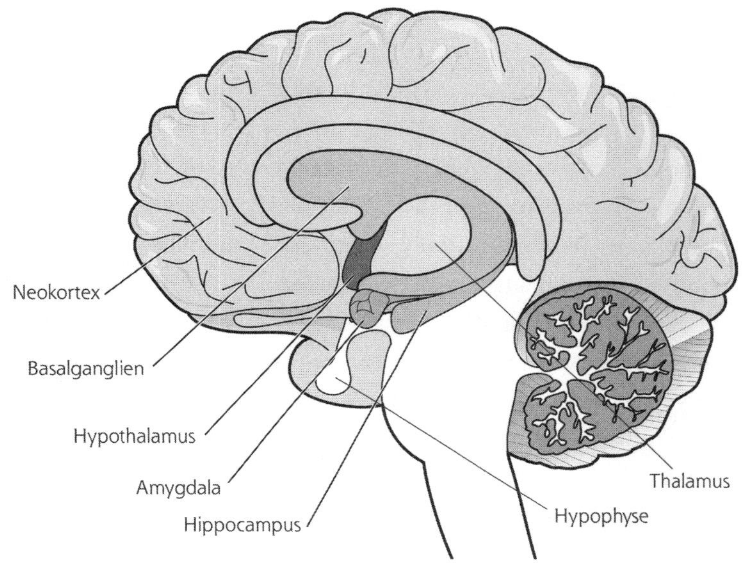

Der Hypothalamus

Pheromone (Geruchssignale, die Menschen aussenden und die sexuell stimulierend oder hemmend wirken), auf den Gehalt an Zucker, Wasser und Kohlendioxid im Blut (der durch Hunger, Durst und die Erzeugung von Atemreizen korrigiert wird), die Menge an Sexualhormonen und den fiebrige Reaktionen hervorrufenden Befall von Bakterien. Der Hypothalamus steuert auch die für Geschlechtsverkehr und Fortpflanzung notwendigen Prozesse. Und darin liegt auch der große Unterschied zwischen dem männlichen und dem weiblichen Hypothalamus begründet.

An der Unterseite des Hypothalamus befindet sich eine kleine Kugel: die Hypophyse, eine Drüse so groß wie eine Kichererbse, die zahlreiche Hormone produziert und ins Blut abgibt. Das Blut transportiert die Hormone weiter, damit diese andernorts Organe aktivieren können. Aus dieser winzigen Drüse, die nur rund ein halbes

Gramm wiegt, werden wohlgemerkt neun Hormone an das Blut abgegeben.

Die Hypophyse besteht aus drei Lappen: dem Vorder-, Zwischen- und Hinterlappen. Alle drei sind mit dem Hypothalamus verbunden, aber jeweils auf eigene Weise. Im Hinterlappen werden Vasopressin und Oxytocin ins Blut abgegeben. Diese beiden Hormone werden im Hypothalamus produziert und gelangen über die Nervenbahnen zur Hypophyse. Vasopressin regt die Nieren dazu an, mehr Wasser zurückzuhalten, damit das Blut die richtige Konzentration an Salzen und Zucker behält. Das verminderte Ausscheiden von Wasser wirkt sich auch auf den Blutdruck aus, was diesem Hormon seinen Namen gab (*Vaso* steht für Blutgefäß und *Pressin* für Druck). Oxytocin spielt bei der Geburt, aber auch beim Aufbau und der Aufrechterhaltung einer tiefen emotionalen Bindung zwischen Mutter und Kind eine wichtige Rolle. Auch die Entwicklung von Freundschaften und Liebesbeziehungen zwischen Erwachsenen wird von Oxytocin beeinflusst. Durch körperlichen Kontakt – und noch stärker durch sexuellen Kontakt – wird mehr Oxytocin freigesetzt, was zu einer stärkeren Bindung führt. Vasopressin und Oxytocin sind sich sehr ähnlich. In jüngster Zeit wird immer deutlicher, dass beide Hormone in Bezug auf Emotionen eine große Rolle spielen. Eine hohe Vasopressin-Konzentration kann eine Person aggressiv und «hektisch» machen. Jüngst wurde Vasopressin auch mit Monogamie in Zusammenhang gebracht. Denn bei Tierarten, die monogam leben, wurde ein viel höherer Vasopressinspiegel festgestellt als bei Tierarten, bei denen man keine so enge Bindung an den Partner beobachtete.

Der Vorderlappen der Hypophyse ist über eine Pfortader mit dem Hypothalamus verbunden. Der Hypothalamus gibt die von ihm produzierten Hormone in die Pfortader ab, die den (Hypophyse-)Vorderlappen veranlasst, weitere Hormone zu bilden. Vom Frontallappen wird, vor allem nachts, Wachstumshormon ausgeschüttet, aber auch ein Schilddrüsenhormon, das für eine schnellere Verbrennung sorgt.

Die Hormone LH und FSH regulieren ihrerseits die weiblichen Sexualhormone Östrogen und Progesteron. Der Vorderlappen produziert auch Prolaktin, mit dem das Brustwachstum und die Milchproduktion angeregt wird. Außerdem wird im Vorderlappen noch ACTH gebildet, das die Nebennieren zur Produktion von Cortisol anregt. Das neunte Hormon ist das Melanozyten-stimulierende Hormon, das im Zwischenlappen produziert wird. Dieses Hormon regt die Pigmentzellen in der Haut zur Herstellung von Melanin an, das der Haut einen dunkleren Farbton verleiht. Bei manchen Frauen steigt dieses Hormon während der Schwangerschaft leicht an, und die Haut färbt sich entsprechend stärker. Dies kann dazu führen, dass sich im Gesicht durch dunklere Flecken auf den sonnenbeschienenen Bereichen der Haut eine Art «Schwangerschaftsmaske» bildet.

Der Hypothalamus instruiert die Hypophyse, welche Hormone wann und in welcher Menge abgegeben werden sollen. Über die Hypophyse kontrolliert der Hypothalamus auf diese Weise viele körperliche Prozesse.

Einer der Kerne im Hypothalamus, der Nucleus suprachiasmaticus, gilt als unsere biologische Uhr. Er reguliert sowohl den Tag-und-Nacht- als auch den jahreszeitlichen Rhythmus. Viele Hormone folgen einem gewissen Freisetzungsrhythmus. Die Zahl der Zellen, die Vasopressin freisetzen, variiert nicht nur mit der Tageszeit, sondern auch mit der Jahreszeit. Beim Menschen ist dieser Kern, der die biologische Uhr steuert, im Herbst doppelt so aktiv wie im Sommer. Da Paarung, Schwangerschaft, Geburt und die Versorgung des Nachwuchses bei vielen Tieren stark saisonabhängig sind (man denke nur an die Lämmer im März), gibt es viele Verbindungen zwischen dem Nucleus suprachiasmaticus und den sexuellen und reproduktiven Funktionen. Beim Menschen konnte jedoch zwischen Männern und Frauen kein Unterschied in Bezug auf die Größe und die Anzahl der Zellen in diesem Kern festgestellt werden.

Beim Sex und bei der Fortpflanzung kommt den Frauen eine völlig andere Rolle zu als den Männern. Besonders ausgeprägt sind die Unterschiede bei der Fortpflanzung.

Männer müssen Samenzellen produzieren, am besten viele, die zudem noch schnelle Schwimmer sein sollten. Sodann müssen sie dafür sorgen, dass Frauen mit diesen Samenzellen befruchtet werden, was Geschlechtsverkehr voraussetzt. Ist der Zeitpunkt gekommen, müssen Erektion und Ejakulation gut funktionieren.

Bei Frauen stellt sich die Lage viel komplexer dar. Jeden Monat reift nur ein Ei heran. In der Mitte des Zyklus findet der Eisprung statt; danach sind Frauen nur noch für kurze Zeit fruchtbar. Bei einem Geschlechtsverkehr drei Tage vor dem Eisprung ist die Chance auf eine Befruchtung am größten, da die Samenzellen noch eine gewisse Strecke schwimmen müssen, was Zeit kostet. Bleibt die Befruchtung aus, kommt es zur Menstruation, und erst im nächsten Zyklus bietet sich wieder eine neue Chance. Kommt es zur Befruchtung, muss eine ganze Menge passieren. Die befruchtete Eizelle beginnt sich einzunisten, also muss die Gebärmutterwand auf die Schwangerschaft vorbereitet werden, und die Plazenta muss sich entwickeln. Gegen Ende der Schwangerschaft muss das Becken elastischer werden, damit der Kopf des Kindes bei der Geburt hindurchpasst. Das Brustgewebe muss wachsen und die Drüsen müssen damit beginnen, Milch zum Stillen zu produzieren. Die Milch sollte nicht irgendwann fließen, sondern genau dann einschießen, wenn das Kind an der Brustwarze saugt. Die frischgebackene Mutter soll das Kind liebevoll umsorgen, denn ein neugeborenes menschliches Kind kann noch so gut wie nichts und ist völlig von der elterlichen Fürsorge abhängig. All diese komplexen biologischen Prozesse werden vom weiblichen Gehirn gesteuert, zu einem großen Teil vom Hypothalamus und seinem kleinen Assistenten, der Hypophyse.

Es ist nicht verwunderlich, dass gerade im Hypothalamus deutliche Unterschiede zwischen Männern und Frauen zu finden sind, obgleich ich erwartet hätte, dass Frauen angesichts der vielen Prozesse, die

Schwangerschaft, Geburt und Stillzeit regulieren, mehr Zellen benötigen würden als Männer. Eigentlich finde ich es bemerkenswert, dass viele Hypothalamuskerne angesichts ihrer völlig unterschiedlichen Rollen bei der Fortpflanzung keine eindeutigen Geschlechtsunterschiede aufweisen. Hypophyse und Nucleus suprachiasmaticus zum Beispiel sind bei Männern und Frauen mehr oder weniger gleich.

Ein kleiner Teil des Hypothalamus, der sich bei Frauen und Männern deutlich unterscheidet, ist der bereits erwähnte SDN (sexuell dimorpher Kern). Er spielt bei den sexuellen Funktionen eine Rolle und besitzt viele Rezeptoren für Sexualhormone. Bei der Geburt verfügt er nur über einen Bruchteil der Zellen, die das männliche Gehirn im Erwachsenenalter letztlich haben wird. Es gibt zu dieser Zeit auch noch keinen Unterschied zwischen Mädchen und Jungen. Im weiteren Verlauf nimmt bei Mädchen die Zahl der Zellen ab, während sie bei Jungen gerade zunimmt. Ab einem Alter von etwa vier Jahren bildet sich in diesem Kern der größte Geschlechtsunterschied heraus. Der Umstand, dass der SDN bei der Geburt bei beiden Geschlechtern noch gleich groß ist, deutet darauf hin, dass es sich nicht um einen genetischen Unterschied handelt, der durch Gene auf dem Y- oder X-Chromosom hervorgerufen wird. Der Wachstumsunterschied ab dem vierten Jahr steht, wie Tierversuche belegen, unter dem Einfluss von Testosteron.

Bei Menschen mittleren Alters nimmt das Volumen des SDN sowohl bei Männern als auch bei Frauen wieder schnell ab. Um das sechzigste Lebensjahr herum verfügt man nur noch über 20 Prozent des Spitzenvolumens. Männer sind dann wieder auf dem Stand an SDN-Zellen angelangt, mit denen sie geboren wurden; Frauen haben sogar noch weniger Zellen als bei ihrer Geburt.

Das gesamte Wissen, das wir über die Funktionsweise und die Größe des sexuell dimorphen Kerns haben, stammt aus der Forschung mit Versuchstieren. Es ist jedoch fraglich, ob wir die Ergebnisse der Tierforschung ohne Weiteres auf den Menschen übertragen können.

Das Sexualverhalten des Menschen wird stark von Erfahrungen und Lernphasen beeinflusst, was bei Nagetieren weit weniger der Fall ist. Bei Ratten und Mäusen ist der Instinkt, der direkt auf die Aktivität des sexuell dimorphen Kerns zurückzuführen ist, ausschlaggebend. Die Paarung und auch die Reaktion auf den Nachwuchs ist bei diesen Tieren viel weniger individuell, sondern stärker geschlechtsstereotyp vorgeprägt. Dies macht es einfach, stereotypes Sexualverhalten in Bezug auf den SDN zu untersuchen.

Bei Ratten reagiert der Hypothalamus stark auf Pheromone, auf Duftstoffe, die das Verhalten von Artgenossen beeinflussen. Pheromone sind in Urin und Schweiß enthalten und senden normalerweise die Botschaft aus: «Ich bin fruchtbar!» Männchen schnuppern gerne an weiblichen Artgenossen, und wenn deren Duft den Hypothalamus aktiviert, versuchen sie sich zu paaren. Ein weiterer auffälliger Unterschied zwischen männlichen und weiblichen Ratten besteht in ihrem Umgang mit Jungen. Weibliche Ratten kümmern sich normalerweise um ein Jungtier, selbst wenn es nicht ihr eigenes ist. Männliche Ratten greifen die Jungen dagegen an, auch dann, wenn es ihre eigenen Jungen sind. Bei weiblichen Ratten, die sich um die Jungen kümmern, ist der SDN aktiv.

Seit etwa zehn Jahren gibt es eine wunderbare Technik, die Optogenetik, mit der man ganz gezielt eine kleine Zahl von Zellen aktivieren kann, indem man sie mit farbigem Licht bestrahlt. Die Optogenetik hat uns sehr viel über die Funktion bestimmter Gehirnzellen gelehrt. Als der weibliche Teil des SDN bei männlichen Ratten mit dieser Technik aktiviert wurde, begannen sie, sich um die Jungen zu kümmern, sie zeigten ein stereotyp weibliches Verhalten. Umgekehrt gingen erwachsene Weibchen, bei denen man den männlichen Teil des SDN aktiviert hatte, dazu über, ihre Artgenossen zu besteigen. Dieses Experiment zeigt, dass bei erwachsenen Tieren sowohl die männlichen als auch die weiblichen Hirnkreisläufe für geschlechtsstereotypes Verhalten vorhanden und funktionsfähig sind. Es zeigt auch, dass stereotypes männliches oder weibliches Verhalten nicht in Beton gegossen ist, sondern sich auch im Erwachsenenalter noch verändern kann. Ob sich diese Erkenntnisse auf den Menschen übertragen lassen? Ich denke nicht …

10

Was passiert, wenn man das Geschlecht ändert?

In den neunziger Jahren studierte ich Medizin an der Freien Universität (Vrije Universiteit, VU) Amsterdam. Das Attribut «Frei» im Namen verweist darauf, dass diese Universität 1880 auf christlicher Grundlage gegründet wurde und als Privatuniversität damals vom Staat unabhängig war. Wir VU-Studenten begannen den Tag im Hörsaal mit einem Morgengebet.

Auch in der Klinik und der Poliklinik hatte der Glaube noch nicht seinen Einfluss verloren. So wurden etwa künstliche Befruchtungen mit Spendersamen nicht durchgeführt – obwohl sie für Paare, bei denen der Mann unfruchtbar war, die einzige Möglichkeit darstellten, ein Kind zu bekommen. Das ließ sich nicht mit den Grundüberzeugungen der Freien Universität vereinbaren. Wie soll ich also meine Verwunderung beschreiben, als ich zu Beginn meiner Famulatur an dieser Universität in Kontakt mit dem Transgender-Team kam? An der Universität hatte sich ein multidisziplinäres Team zusammengefunden, das auf die Behandlung von Menschen spezialisiert war, die ihr Geschlecht anpassen wollten. Das Team gibt es schon seit langem und es arbeitet auf Weltniveau.

Genderdysphorie ist ein tief empfundenes Unbehagen mit dem Geschlecht, in das man hineingeboren wurde. Welche Ursachen das hat, wissen wir nicht genau. Im Kapitel über die geschlechtliche Entwicklung haben wir gesehen, dass die Entwicklung des Körpers in männlicher oder weiblicher Form nicht immer mit der Entwicklung des Gehirns in männlicher oder weiblicher Richtung übereinkommt. Es gibt zahlreiche biologische Gründe, warum sich der Körper in die eine und das Gehirn in die andere Richtung entwickeln. Natürlich haben auch das Umfeld und die eigenen Erfahrungen Einfluss auf die Zufriedenheit oder Unzufriedenheit mit dem eigenen Mann- oder Frau-Sein.

Manche Menschen mit einer Genderdysphorie wollen ihr Geschlecht anpassen und unterziehen sich dafür einem intensiven Prozess. Dieser Prozess beginnt mit einer sozialen Angleichung, wobei die soziale Rolle des gewünschten Geschlechts so weit wie möglich übernommen wird. Gleichzeitig findet eine Hormonbehandlung statt.

Bestimmte Auswirkungen des Testosterons, die sich während der Pubertät ausgebildet haben, wie breite Schultern und kantige Kiefer, ein ausgeprägter Adamsapfel und stärkeres Längenwachstum lassen sich durch Anti-Testosteron nicht mehr rückgängig machen. Bei anderen Auswirkungen wie der größeren Muskelmasse und der männlichen Fettverteilung ist das sehr wohl noch möglich. Das Anti-Testosteron hat den Nebeneffekt, dass sich die Libido verringert und es schwieriger wird, eine Erektion und einen Orgasmus zu bekommen. Bei Frau-zu-Mann-Transgendern besteht die Hormonbehandlung aus Testosteron. Dadurch nehmen Körperbehaarung und Muskelmasse zu, die Stimme wird dunkler und das Unterhautfettgewebe nimmt ab. Während dieser Behandlung steigt die Libido in der Regel. Die Klitoris kann sich etwas vergrößern, was ein Vorteil für einen möglichen nächsten Schritt ist: die chirurgische Geschlechtsangleichung. Beide Hormonbehandlungen führen Veränderungen herbei, die im Prinzip reversibel sind. Wenn die Behandlung abgebrochen wird, bilden sie sich mit der Zeit wieder zurück.

Wenn eine Person mindestens zwölf Monate lang die soziale Rolle des gewünschten Geschlechts eingenommen hat und sich den Auswirkungen der Hormonbehandlung unterzogen hat, ist der Moment der Entscheidung gekommen. Fühlt sie sich gut damit? Gehen diese Veränderungen in die gewünschte Richtung? Ist dies der Fall, kann nun mit dem chirurgischen Teil der Geschlechtsangleichung begonnen werden. Dieser besteht in einer Anpassung der Geschlechtsorgane entsprechend des gewünschten Geschlechts.

Eine Genderidentität kennt mehr Varianten als das Gefühl, ein Mann oder eine Frau zu sein. Die chirurgischen Eingriffe werden dem Empfinden der betreffenden Person angepasst. Ist das gewünschte Geschlecht weiblich, werden die Hoden entfernt, so dass nach der Operation wie bei Frauen nur noch eine geringe Dosis Testosteron von den Nebennieren produziert wird. Darüber hinaus wird, wenn das gewünscht ist, eine Vagina angelegt. Außerdem kann ein plastischer Chirurg die Kieferlinie oder den Adamsapfel anpassen. Nicht alle Mann-zu-Frau-Transgender wollen Brustprothesen.

Ist das gewünschte Geschlecht männlich, können die Eierstöcke und die Gebärmutter entfernt werden. Damit geht auch die Fruchtbarkeit verloren, was nicht jeder möchte. Manchmal werden vorher die Brüste entfernt. Die äußeren Schamlippen werden zu einem Hodensack geformt, und die Klitoris kann mit Hilfe eines Hautlappens mit Unterhautgewebe aus dem Oberschenkel zu einem Penis geformt werden. Auf Wunsch können auch Hodenprothesen und eine Erektionsprothese eingesetzt werden. Es handelt sich um eine komplizierte Operation über mehrere Stunden, bei der es zu Komplikationen kommen kann. Die Genesung danach dauert Monate.

Mittlerweile hat das Gender-Team der VU mehr als 7000 Menschen behandelt. Nur 0,6 Prozent der Transfrauen und 0,3 Prozent der Transmänner bedauerten den Eingriff im Nachhinein. Die überwiegende Mehrheit ist mit dem Ergebnis glücklich, und zwei Drittel sind auch mit ihrem Sexualleben zufrieden.

Später, als ich als Psychiaterin in Utrecht arbeitete, habe ich gelegentlich Menschen beraten, die sich in der ersten oder zweiten Phase einer solchen Geschlechtsangleichung befanden. Ich konnte tatsächlich feststellen, dass viele von ihnen mit den Ergebnissen glücklich waren. Einige von ihnen hatten auch mit psychiatrischen Problemen zu kämpfen, sie litten beispielsweise an den Auswirkungen eines Kindheitstraumas, hatten autistische Züge oder eine Persönlichkeitsstörung, die auch nach der Geschlechtsangleichung ihren Tribut forderten. Gemeinsam mit dem Transgender-Team der VU und Wissenschaftlern aus Leiden untersuchten wir die Auswirkungen einer solchen Geschlechtsangleichung auf das Verhalten, die Persönlichkeit und das Denkvermögen der Betroffenen. Diese Forschung zielte in erster Linie darauf ab, ein besseres Verständnis davon zu erlangen, womit sich Transgender-Personen konfrontiert sehen. Wir wollten aber auch besser verstehen, welche Rolle die Sexualhormone bei der Entstehung von Genderunterschieden spielen, sowohl was das Äußere als auch das Verhalten betrifft. Menschen, die sich einer Hormonbehandlung unterzogen, waren oft bereit, an den wissenschaftlichen Studien teilzunehmen, was uns eine Fülle von Erkenntnissen über den Einfluss von Hormonen auf das Denkvermögen lieferte.

Vor der Behandlung wurde die Artikulationsgeschwindigkeit gemessen (ein Test, bei dem Frauen im Durchschnitt etwas besser abschneiden) und das räumliche Vorstellungsvermögen untersucht. Dazu gingen wir auf zweierlei Weise vor: Die Teilnehmer wurden aufgefordert, einen Ball konzentriert durch einen Reifen zu werfen; und sie sollten beurteilen, ob dreidimensionale Figuren identisch waren oder sich spiegelbildlich zueinander verhalten (die berühmte Aufgabe des Figurendrehens). Bei diesen Aufgaben schneiden Männer im Durchschnitt besser ab als Frauen. Und tatsächlich waren vor der Hormonbehandlung Mann-zu-Frau-Transgender bei beiden Aufgaben etwas besser als Frau-zu-Mann-Transgender. Nach einer dreimonatigen Behandlung mit Hormonen des gewünschten Geschlechts war dieser Effekt verschwunden, und nach einem Jahr Hormonbehandlung hatte sich die Situation umgekehrt: Die Frau-zu-Mann-Transgender waren nun beim Figuren-Drehen und Ball-Werfen besser als die Mann-zu-Frau-Transgender.

Ein Effekt der Hormonbehandlung auf die Artikulationsgeschwindigkeit wurde zwar in einer ersten Studie festgestellt, und tatsächlich in der erwarteten Richtung (die Artikulationsgeschwindigkeit war nach der Behandlung mit weiblichen Hormonen besser, und nach der Behandlung mit männlichen Hormonen schlechter), konnte in einer zweiten Studie jedoch nicht bestätigt werden. Das kann durchaus etwas damit zu tun haben, dass wir es hier mit sehr subtilen Unterschieden zu tun haben. Ist die Probandengruppe nicht besonders groß, lässt sich diese Art von Nuancen nicht immer herausfiltern. Eine Aufgabe, bei der die Emotionen von Gesichtern auf Fotos eingeschätzt werden sollten, ließ ebenfalls keinen Einfluss der Hormonbehandlung erkennen. Auch hier ist der tatsächliche Effekt vielleicht so gering, dass er in dieser Studie nicht erfasst werden konnte.

Sowohl bei der Behandlung mit weiblichen Hormonen (und gleichzeitiger Testosteronsuppression) als auch bei der Behandlung mit männlichen Hormonen ergaben sich Veränderungen im Temperament. Die erste Gruppe wurde weniger aggressiv, wohingegen die Tendenz zur Aggression bei der zweiten Gruppe gerade zunahm. Studien mit dem Big-Five-Fragebogen kamen zu dem Ergebnis, dass Frauen, die mit Testosteron behandelt wurden, schon in den ersten drei Monaten deutlich geringere Neurotizismus-Werte aufwiesen. Besonders die Werte im Teilbereich «Depression» der Neurotizismus-Fragen waren viel niedriger, während sie im Abschnitt «Extraversion» wiederum höher lagen, vor allem bei den Fragen zur Selbstsicherheit. Aus dieser Studie geht hervor, dass die meisten Unterschiede zwischen Männern und Frauen auf Unterschiede in den Sexualhormonen zurückzuführen sind und eine Behandlung mit Hormonen des anderen Geschlechts in der Regel auch die typischen geschlechtsspezifischen Vorteile mit sich bringt.

Wir haben uns auch mit den Prozessen befasst, die auf der Ebene des Gehirns ablaufen. Menschen, denen weibliche oder männliche Hormone verabreicht wurden, baten wir, vor und nach den ersten sechs Monaten der Hormonbehandlung an einer funktionellen MRT-Studie teilzunehmen. Beide Male wurden sie gebeten, im Scanner eine Sprachaufgabe und eine Aufgabe zum räumlichen Vorstellungsvermögen zu bearbeiten. Dabei wurde nicht nur der Grad der Hirnaktivierung während der Bearbeitung dieser Aufgaben, sondern auch die Verteilung der Hirnaktivität zwischen der linken und der rechten Hirnhälfte – die Lateralisierung dieser Funktionen – untersucht.

Die Ergebnisse zeigten, dass bei Personen, denen man weibliche Sexualhormone verabreichte, die Hirnaktivität bei der Sprachaufgabe zunahm. Die Menge an weiblichen Sexualhormonen, die den Mann-zu-Frau-Transgendern vor der zweiten Messung verabreicht wurde, korrelierte mit der Gehirnaktivität während der Sprachaufgabe. Die Menge des männlichen Sexualhormons, die Frau-zu-Mann-Transgendern verabreicht wurde, korrelierte hingegen eindeutig mit der Gehirnaktivität während der räumlichen Aufgabe. Die Lateralisierung sowohl der Sprachfunktion als auch des räumlichen Vorstellungsvermögens änderte sich durch die Hormonbehandlung jedoch nicht, was darauf hindeutet, dass die Sexualhormone nicht mit der Lateralisierung in Zusammenhang stehen. Dies deckt sich mit der Schlussfolgerung aus dem früheren Kapitel über die beiden Hirnhälften: Die Lateralisierung ist bei Frauen und Männern nicht deutlich verschieden.

Die Auswirkungen des Testosterons auf die Persönlichkeit und die starke Verbesserung bei räumlichen Aufgaben waren ernüchternd; Hormone spielen in diesen Bereichen eine ausschlaggebende Rolle.

11

Ein anderes Immunsystem

Das Immunsystem ist eines der vielen Organsysteme, die bei Männern und Frauen nicht gleich sind. Geschlechtsspezifische Unterschiede im Immunsystem haben große Auswirkungen auf das Gehirn und auf die Wahrscheinlichkeit, an bestimmten Gehirnstörungen zu erkranken.

Das Immunsystem ist eines der komplexesten Systeme des Körpers. Es besteht aus einem allgemeinen Teil – der angeborenen Abwehr – und einem adaptiven Teil – einem lernenden System, bei dem sich die Immunantwort gegen einen spezifischen Eindringling richtet.

Die weißen Blutkörperchen sind ein zentraler Bestandteil des Immunsystems. Es gibt verschiedene Arten von weißen Blutkörperchen, die jeweils eine spezielle Aufgabe erfüllen. Sie kommunizieren über Zytokine (wörtlich übersetzt: Stoffe, die Zellen anlocken) miteinander. Diese Zytokine können eine heftigere Immunreaktion auslösen (dann handelt es sich um pro-inflammatorische Zytokine) oder die Reaktion abschwächen (dann handelt es sich um anti-inflammatorische Zytokine).

Die adaptive spezifische Abwehr kommt erst etwa fünf Tage nach einer Infektion in Gang. Dann bilden sich Antikörper – Proteine, die genau auf einen Fortsatz des Eindringlings passen. Diese Antikörper helfen, den Eindringling möglichst schnell zu erkennen und zu beseitigen. Ist die Infektion erst einmal bekämpft, bleibt das Wissen über die Produktion von Antikörpern gegen den jeweiligen Eindringling in der Regel im immunologischen Gedächtnis erhalten. Wenn man demselben Bösewicht noch einmal begegnet, muss dieser mit einer blitzschnellen und großen Menge von Antikörpern rechnen, die er wahrscheinlich nicht überlebt.

Deshalb erkrankt man normalerweise nicht zweimal an denselben Bakterien oder Viren. Ein Impfstoff funktioniert im Grunde genauso: Es wird ein kleines Stück eines Bakteriums oder Virus injiziert, gegen das die weißen Blutkörperchen Antikörper bilden. Wenn man mit dem echten Virus aus diesem Impfstoff in Berührung kommt, verfügt das immunologische Gedächtnis über die Informationen, es sofort zu beseitigen. Manche Viren verändern ihr äußeres Erscheinungsbild jedoch sehr schnell; das HI-Virus ist dafür berüchtigt. Die Antikörper, die auf die alte Form des Virus reagierten, erkennen die neue Form des Virus nicht; dann muss man wieder von Neuem anfangen, Antikörper zu bilden.

Das Immunsystem beseitigt auch unerwünschte körpereigene Zellen. Wenn die DNA einer Zelle mutiert, zum Beispiel durch UV-Strahlung, produziert diese Zelle abnorme Eiweiße. Der erste Schritt auf dem Weg zum Krebs ist damit zwar getan, aber das Immunsystem erkennt diese fehlerhaften Zellen mit ihren seltsamen Proteinen und beseitigt sie, bevor sie sich zu echtem Krebs entwickeln können. Ohne ein gut funktionierendes Immunsystem wären wir Infektionen und Krebs schutzlos ausgeliefert.

Wie es sich ohne ein gut funktionierendes Immunsystem lebt, sehen wir bei AIDS-Patienten. Ich war Medizinstudentin zu einer Zeit, als die HIV-Dreifachtherapie noch nicht gebräuchlich war. Ich habe erlebt, wie AIDS-Patienten vom Kaposi-Sarkom (einem schnell wachsenden Tumor), von Candida (einer Schimmelinfektion) und von Kryptokokkosen (die zu einer scheußlichen Meningitis führen können) geplagt wurden. Glücklicherweise müssen AIDS-Patienten in den westlichen Ländern dieses Schicksal heute nicht mehr erleiden.

Die Reaktivität des Immunsystems ist individuell ziemlich unterschiedlich. Das ist einerseits auf erbliche Veranlagung zurückzuführen. Sie bestimmt, welche Mikroben auf der Haut und im Verdauungstrakt toleriert und welche abgestoßen werden. Die erbliche Veranlagung bestimmt auch, inwieweit ein Mensch eine Prädisposition für Krankheiten hat, die mit starken Reaktionen des Immunsystems einhergehen, beispielsweise für Autoimmunkrankheiten, bei denen sich das Immunsystem gegen eine körpereigene Substanz zur Wehr setzt, oder für allergische Reaktionen, bei denen sich die Abwehr gegen harmlose Substanzen wie Gräserpollen, Hausstaubmilben, Erdnüsse oder Hautschuppen von Katzen richtet. Andererseits sind vorhergehende Erfahrungen mit Infektionen und Allergenen wichtig für das Funktionieren des Immunsystems. Das Immunsystem ist ein lernendes System, und solche Erfahrungen hinterlassen bei ihm einen Eindruck. Ein dritter wichtiger Faktor sind die Hormone. Cortisol hat einen großen Einfluss auf unsere Abwehr, dazu mehr im nächsten Kapitel. Auch Östrogen und Testosteron beeinflussen das Immunsystem; und hier kommen die Geschlechtsunterschiede ins Spiel.

Das Immunsystem von Frauen ist im Durchschnitt reaktionsfreudiger, das heißt, Frauen reagieren schneller und heftiger auf Bakterien oder Viren. Sowohl Testosteron als auch Östrogen wirken sich auf Immunzellen aus. Je nachdem, wo sie im Körper aktiv sind, haben einige Immunzellen Rezeptoren für Testosteron und Östrogen. Diese Hormone können das Immunsystem daher direkt ansteuern.

Testosteron schaltet bestimmte Gene der weißen Blutkörperchen aus, wodurch sich die Aktivität des Immunsystems verringert. Außerdem macht Testosteron gemeinsame Sache mit den Darmbakterien, den Mikrobiota. Es lässt bestimmte Darmbakterienstämme schneller wachsen, indem es die Abwehrkräfte gegen sie hemmt. Diese Bakterien steigern dann wiederum die Produktion von Testosteron, und so schließt sich der Kreis.

Östrogen hat keine speziellen Verbündeten im Darm. Es sorgt dafür, dass im gesamten Körper und insbesondere im Gehirn mehr Antioxidantien produziert werden, deren Aufgabe darin besteht, die freien Radikale abzufangen. Man könnte sagen, dass die Östrogene auf diese Weise die Assistenten des Immunsystems sind. Allerdings halten diese Assistenten nicht ein Leben lang durch. Nach der Menopause wird die Östrogenproduktion eingestellt, und Frauen, die keine Hormonpräparate einnehmen, verlieren ihren zusätzlichen Immunitätsschub.

Das Immunsystem von Frauen ist also aktiver als das von Männern. Das Gute an der «Null-Toleranz-Politik» des weiblichen Immunsystems ist, dass Frauen seltener als Männer an einer schweren bakteriellen oder viralen Infektion erkranken, und wenn doch, sich schneller davon erholen. Eine Brüsseler Studie mit 194 Kindern, die wegen einer schweren bakteriellen Infektion auf die Intensivstation aufgenommen worden waren, ergab, dass Mädchen länger Fieber hatten, mehr weiße Blutkörperchen und mehr Zytokine produzierten, mit dem Ergebnis, dass sie eine höhere Überlebensrate hatten als die Jungen. Auch beim Covid-19-Virus mussten häufiger infizierte Männer als Frauen auf die Intensivstation aufgenommen werden.

Ein derart aktives Immunsystem hat noch weitere Vorteile. Die Immunzellen von Frauen sind eher in der Lage, Vorstufen von Krebs oder kleine Krebsgeschwulste aufzuspüren und dann auch zu beseitigen. Junge Frauen haben daher ein geringeres Krebsrisiko als junge Männer. Das gilt insbesondere für Darmkrebs, der bei Frauen etwas seltener vorkommt. Dieser Vorteil kommt auch im mittleren Alter noch zum Tragen. Erst nach der Menopause lässt die Immunreaktivität der Frauen etwas nach und sie verlieren ihren Vorteil.

Das Ganze hat allerdings auch eine Kehrseite. Das Immunsystem von Frauen richtet sich auch schneller gegen falsche Feinde. Allergische

Erkrankungen sind lästige Beschwerden, von denen Frauen häufiger geplagt werden als Männer. Asthma ist die häufigste chronische Erkrankung bei Menschen unter fünfzig Jahren. Jedes siebte Kind und jeder zwölfte Erwachsene ist davon betroffen. Die Krankheit wird in der Regel vor dem fünften Lebensjahr diagnostiziert. Von der Geburt bis zur Pubertät haben Mädchen etwas seltener Asthma als Jungen (7 Prozent der Mädchen und 9 Prozent der Jungen). Bei vorpubertären Jungen und Mädchen ist Asthma etwa gleich stark ausgeprägt. Der Unterschied zwischen Mädchen und Jungen entwickelt sich parallel zum Anstieg der jeweiligen Sexualhormone in der Pubertät. Nach der Pubertät, etwa ab dem siebzehnten Lebensjahr, leiden Jungen und Männer seltener unter Asthma als gleichaltrige Frauen. Die Prozentsätze ändern sich nun auf 6 Prozent bei den Männern gegenüber 10 Prozent der Frauen. Männer, die noch im Erwachsenenalter Asthma entwickeln, haben im Durchschnitt weniger starke Beschwerden als Frauen.

Experimente mit Mäusen, die an einer Form von Asthma litten, konnten zeigen, dass Testosteron die Immunzellen in der Lunge beruhigt. Männliche Mäuse, die kastriert wurden, waren nicht mehr vor Asthma geschützt und litten genauso stark daran wie die weiblichen Mäuse. Wurde diesen Mäusen Testosteron verabreicht, trat der Schutz wieder in Aktion. Derzeit wird erforscht, wie sich die günstige Wirkung von Testosteron in der Lunge ohne all die anderen Wirkungen dieses Hormons nachahmen lässt. Dies könnte für Frauen mit schwerem Asthma hilfreich sein.

Und es bleibt für die Frauen nicht bei häufigeren Allergien und Asthmaerkrankungen. Bei ihnen ist die Wahrscheinlichkeit von Antikörpern gegen körpereigene Proteine 1,7-mal höher als bei Männern. Frauen haben daher ein höheres Risiko, eine sogenannte Autoimmunerkrankung zu entwickeln. Beispiele für solche Erkrankungen sind Colitis ulcerosa, Morbus Crohn, das Sjörgen-Syndrom, systemischer Lupus Erythematodes (SLE), Schilddrüsenerkrankungen wie Graves und Hashimoto und in gewissem Sinn auch Multiple Sklerose (MS). Solche Autoimmunerkrankungen treten bei Frauen im Durchschnitt zehnmal häufiger auf als bei Männern.

Neben Hormonen spielen hier auch Geschlechtschromosomen eine Rolle. Männer haben ein X- und ein Y-Chromosom, Frauen haben zwei X-Chromosomen. So verhält es sich üblicherweise. Aber nicht jede Konstellation entspricht diesem Standard. Es gibt auch Frauen mit nur *einem* X-Chromosom. Frauen mit diesem Turner-Syndrom sind weniger anfällig beispielsweise für systemischen Lupus Erythematodes (SLE). Es gibt auch XXY Männer, eine Konstellation, die als Klinefelter-Syndrom bezeichnet wird. Sie haben ein höheres Risiko für Autoimmunkrankheiten wie SLE und das Sjögren-Syndrom. Dies sind wichtige Hinweise darauf, dass die Anzahl der X-Chromosomen das Risiko für Immunstörungen beeinflusst. Das ist darauf zurückzuführen, dass auf diesem Chromosom eine Reihe von Genen liegt, die die Aktivität der Immunzellen befeuern. Zwei solcher Gene sorgen für eine höhere Abwehrdosis und ein stärker reagierendes Immunsystem.

Warum sich das Immunsystem von Männern und Frauen unterscheidet, wissen wir nicht genau, aber man vermutet, dass dieser Umstand mit unserer Zugehörigkeit zur Klasse der Säugetiere zusammenhängt. Frauen können etwas Besonderes: einen Embryo in ihrem eigenen Körper heranreifen lassen. Dieser Embryo trägt zur Hälfte die Gene seiner Mutter. Vorausgesetzt, der Vater ist nicht verwandt, verfügt der Embryo auch zur Hälfte über fremde Gene; er bringt damit vielerlei körperfremde Eiweiße zur Expression.

Bei Säugetieren wächst das Kind im Körper der Mutter heran und kommt über die Plazenta mit dem Blutkreislauf der Mutter in Kontakt. Das Kind ist zunächst nur ein kleiner Zellklumpen, der von einer sehr aggressiven Plazenta umgeben ist, die sich buchstäblich einen Zugang zu den großen Blutgefäßen frisst, um möglichst viel Blut für die Ernährung des schnell wachsenden Embryos zu bekommen. Während der Schwangerschaft kommt es zu einem Kampf auf Leben und Tod zwischen der invasiven Plazenta, die alles Blut für den wachsenden Embryo fordert, und der schwangeren Frau, die einen Teil für sich selbst behalten will. In gewisser Weise trägt die Mutter einen Parasiten in ihrem Körper, der das Immunsystem völlig zum Ausrasten bringen kann. Glücklicherweise passiert das für gewöhnlich nicht.

Bis vor etwa fünfzig Jahren war es durchaus üblich, dass Frauen den größten Teil ihrer fruchtbaren Jahre schwanger waren oder stillten. Zwölf Kinder zu haben, war in der ersten Hälfte des letzten Jahrhunderts nichts Ungewöhnliches. Ich habe meiner Großmutter einmal ein altes Foto gezeigt, auf dem sie (so dachte ich) mit ihren Mitschülern zu sehen sei. Es waren aber ihre vielen Brüder und Schwestern! Insgesamt waren es elf Geschwister.

Bei vielen anderen Säugetieren (mit Ausnahme des weißen Pandabären) sind solche häufigen Schwangerschaften noch immer die Regel. Im Laufe eines Lebens, in dem eine Schwangerschaft auf die nächste folgt, muss das weibliche Immunsystem darauf vorbereitet sein, den Kampf mit zehn oder mehr aufeinanderfolgenden Plazentas aufzunehmen, die alle zu 50 Prozent fremde Gene – vom selben oder von verschiedenen Vätern – enthalten. Die Theorie besagt, dass Frauen ein viel aktiveres Immunsystem haben, um all diese Plazentas daran zu hindern, in andere Gewebe einzudringen und zu Krebsgeschwülsten zu werden.

Die Plazenta, der Mutterkuchen, müsste eigentlich «Vaterkuchen» heißen, denn das Erbgut der Spermazelle bestimmt, wie die Plazenta aussehen muss. Aus evolutionärer Sicht ist es für Väter sehr wichtig, dass der Embryo gut wächst. Väter selektieren auf Gene für besonders invasive Plazentas hin, damit ihre Nachkommen möglichst viel Blut bekommen und gut wachsen können. Für die Mütter ist das nicht so günstig, aber sie haben nun einmal keinen Einfluss auf den Aufbau dieses neuen Organs, da ihre Gene, die für die Regulierung der Plazenta zuständig sind, ausgeschaltet werden.

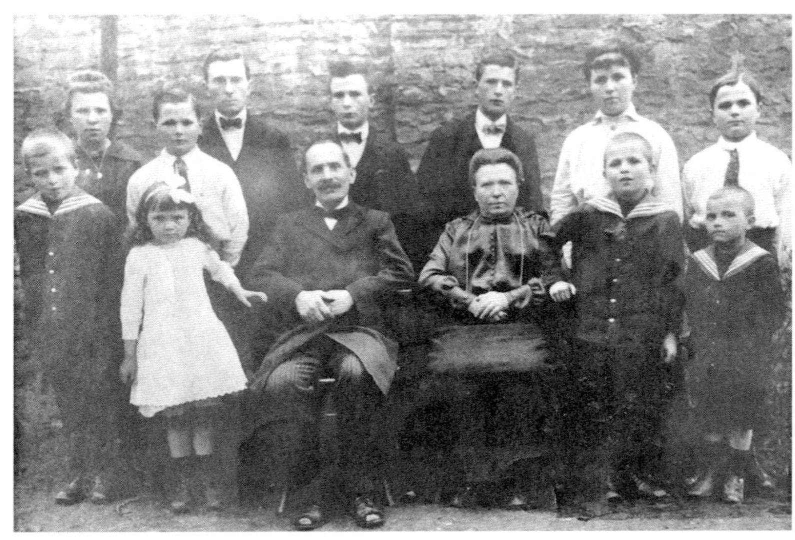

Meine Großmutter mit ihrer großen Familie

Völlig aus der Luft gegriffen ist diese Gefahr, die vom invasiven Mutterkuchen ausgeht, nicht. Bei einer von tausend Schwangerschaften (in Südostasien sogar bei einer von hundert), den sogenannten Molenschwangerschaften, bildet sich nur eine Plazenta ohne Embryo. Eine solche Molenschwangerschaft ist nicht ohne Weiteres von einer normalen Schwangerschaft zu unterscheiden; der Bauch wächst beträchtlich, und es werden Schwangerschaftshormone produziert, so dass die Frau alle Anzeichen einer Schwangerschaft erlebt. Doch dann gelingt es der Hebamme nicht, den Herzschlag des Babys festzustellen. Die Ultraschalluntersuchung zeigt, dass kein Embryo vorhanden ist. Sobald die Diagnose einer Molenschwangerschaft gestellt ist, wird die Frau zur Kürettage überwiesen, denn diese Mola muss entfernt werden. Sie tendiert nämlich dazu, auch in andere Organe einzudringen, was in 15 Prozent der Fälle tatsächlich geschieht. In diesem Fall steht eine Chemotherapie an.

Angesichts der invasiven Natur der Plazenta ist ein wachsames Immunsystem kein überflüssiger Luxus. Hier besteht allerdings ein sehr fragiles Gleichgewicht; zu viel Abwehr seitens der Mutter könnte dazu führen, dass die Schwangerschaft mit einem Spontanabort endet, bei einer zu geringen Abwehr gelänge es nicht, eine invasive Plazenta in Schach zu halten. Während der evolutionären Entwicklung der Säugetiere, und damit auch während der Entwicklung der Plazenta, hat ein bestimmtes Gen, das FOXP3-Gen, seinen Platz gewechselt. Dadurch gibt es unserem Immunsystem die Möglichkeit, eine besondere Toleranz gegenüber den Genen des Vaters zu entwickeln und den Embryo und den Mutterkuchen in gewissem Maße zuzulassen.

Zurück zum Gehirn: Was hat ein aktiveres Immunsystem mit den Geschlechtsunterschieden im Gehirn zu tun? Vielleicht sehr viel.

Das Gehirn verfügt über ein eigenes Immunsystem, das mit den Immunzellen des restlichen Körpers in Verbindung steht und mit ihnen über Zytokine kommuniziert. Das Gehirn hat seine eigenen Immunzellen, die Mikroglia. Sie bilden auch die Aufräumbrigade des Gehirns; im 8. Kapitel habe ich sie als die Marie Kondos des Gehirns bezeichnet. Aber sie sind mehr als das; sie sind die Polizisten, die Grenzschützer, vor allem aber die Regisseure unseres Gehirns. Diese Mikrogliazellen spielen bei der Gehirnentwicklung eine große Rolle.

Nervenzellen bilden Ausläufer in alle Richtungen, die sich gegenseitig suchen und in Kontakt zueinander treten. Einige der neu geschaffenen Verbindungen erweisen sich als äußerst nützlich und werden sofort genutzt, während andere kaum in Gebrauch sind. Die Mikroglia räumen diese wertlosen Verbindungen aus dem Weg und schaffen so Platz und Energie für neue Verbindungen. Darüber hinaus produzieren sie Wachstumsfaktoren, die dafür sorgen, dass die Stammzellen gut zu Nervenzellen heranwachsen. Sie regulieren die Lebenszeit einer Nervenzelle. Wenn es an der Zeit ist, fressen sie die Zelle auf, so dass aus der toten Zelle keine schädlichen Substanzen freigesetzt werden.

Während der Embryonalphase, in der der Bau des Gehirns beginnt, halten sich die Mikroglia vor allem unterhalb der Hirnkammern in der subventrikulären Zone auf. Dies ist die Kinderstube der Nervenzellen. Hier wachsen die Stammzellen zu jungen Nervenzellen heran, die dann von ihrer Wiege aus zu allen möglichen Stellen des Gehirns wandern. An ihrem jeweiligen Zielort angekommen, bestimmen die Mikroglia genau, wann und wie viele Stammzellen heranreifen dürfen. Wenn es ihrer Einschätzung nach genug sind, fressen sie fast alle verbliebenen Stammzellen auf, so dass kaum noch neue Nervenzellen gebildet werden.

Bei Frauen mit ihrem etwas aktiveren Immunsystem sind auch die Mikroglia aktiver, was bedeutet, dass schon früh mehr Stammzellen verputzt werden. Daher bleiben bei ihnen 17 Prozent weniger Nervenzellen im Großhirn übrig. Eine weitere Verbindung zwischen dem Immunsystem und dem Gehirn besteht in der Veranlagung für bestimmte Hirnerkrankungen. Darauf werde ich im 13. Kapitel ausführlich eingehen.

12

Ein anderes Stresssystem

Säugetiere sind auf Gefahr gut vorbereitet. Ihr Stresssystem ermöglicht es ihnen, in weniger als einer Sekunde aus dem Halbschlaf oder trägen Tagträumen auf äußerste Wachsamkeit umzuschalten und zu fliehen oder anzugreifen. Das Stresssystem wirkt sich auf fast alle Organe aus, besteht aber selbst nur aus einer Reihe kleiner Organe. Zu ihnen gehören der Hypothalamus, die Hypophyse und die Nebennieren. Die Nebennieren sind kleine Mützchen, die oberhalb der Nieren liegen. Die Zusammenarbeit zwischen Hypothalamus, Hypophyse und Nebennieren wird als HPA-Achse bezeichnet, nach den englischen Bezeichnungen *Hypothalamus, Pituitary, Adrenal.*

Das Stresssystem hat eine schnelle und eine langsame Route, die sich gegenseitig ergänzen. Die schnelle Reaktion des Stresssystems, die uns in die Lage versetzt, rechtzeitig auf die Bremse zu treten, wenn plötzlich ein Auto vor uns stoppt, nimmt ihren Weg über das autonome Nervensystem. Das ist ein Teil des Nervensystems, über den wir keine unmittelbare Kontrolle haben. Die Wahrnehmung einer Gefahr oder einer möglichen Gefahr führt zur Aktivierung des Sympathikus, des aktivierenden Zweigs des autonomen Nervensystems. Der Sympathikus regt das Herz an, die Blutgefäße ziehen sich zusammen, so dass der Blutdruck steigt und mehr Blut zu den Muskeln und weniger zu Haut und Darm fließt. Der Sympathikus sorgt auch dafür, dass im Inneren der Nebennieren, im Nebennierenmark, die Stresshormone Adrenalin und Noradrenalin freigesetzt werden. Das sind die Substanzen, die Dr. House in der gleichnamigen Fernsehserie bei einem ultimativen Rettungsversuch gern über die Brust direkt ins Herz injiziert, denn sie haben eine stark stimulierende Wirkung auf das Herz.

Die langsamere Stressreaktion beginnt im Hypothalamus, wo CRH, das *Corticotropin-releasing Hormon*, freigesetzt wird. Diese Substanz aktiviert die Hypophyse, das Hormon ACTH zu bilden: das *adrenocorticotrope Hormon*. ACTH wandert durch das Blut und regt die Nebennierenrinden an, Nebennierenrindenhormone zu produzieren. Im inneren Teil der Nebennieren, dem Nebennierenmark, werden, wie gesagt, die Hormone Adrenalin und Noradrenalin produziert, die eine akute Stressreaktion auslösen. Im äußeren Rand, der Nebennierenrinde, werden die langsamen Stresshormone produziert, die eine länger anhaltende Stressreaktion in Gang halten können. Das bekannteste davon ist Cortisol, das mehr Energie zur Verfügung stellt, um aktiv zu werden. Der Glukosespiegel im Blut steigt, und es wird weniger Blut zu Organen wie Haut und Darm transportiert, die für eine Stressreaktion nicht notwendig sind. Cortisol wirkt sich hemmend auf das Immunsystem aus. Deshalb werden Studierende zwar während einer anstrengenden Prüfungswoche nicht krank, wohl aber am darauffolgenden Wochenende. Wegen dieses Einflusses auf das Immunsystem sind Unmengen von Medikamenten entwickelt worden, die auf den Cortisolrezeptor passen und somit entzündliche Krankheiten in Zaum halten können. Bekannte Beispiele sind Prednison, Hydrocortison und Dexamethason. Auch Nasensprays gegen Heuschnupfen und Inhalatoren gegen Asthma arbeiten mit einer Variante von Cortisol.

Ist die langsame Stressreaktion über einen längeren Zeitraum aktiv, setzen die Hormone der Nebennierenrinde die Unterdrückung des Immunsystems fort. Die weniger lebenswichtigen Organe, wie Haut und

Darm, werden während dieser Zeit etwas vernachlässigt. Auch die Reparaturen und das Wachstum von Organen, einschließlich des Gehirns, werden langfristig aufgeschoben. Unter dem Einfluss von Cortisol werden beispielsweise weniger Wachstumsfaktoren im Gehirn produziert. Die Reserven werden aufgebraucht. Das können wir problemlos eine Zeitlang aushalten, dafür sind wir gerüstet. Aber wir brauchen auch Phasen mit weniger Stress, um uns zu erholen und in ausreichendem Maße in die Erhaltung der weniger lebenswichtigen Organe zu investieren.

Auch im Erbgut, in unseren Chromosomen, finden sich Spuren von anhaltendem Stress. Jedes Chromosom verfügt über Telomere, die wie ein Käppchen und ein Schühchen am oberen und unteren Ende sitzen und eine Schutzwirkung auf das Erbgut der Chromosomen haben. In der Jugend sind die Telomere lang, mit zunehmendem Alter werden sie jedoch immer kürzer. Man nimmt an, dass kurze Telomere das Risiko für altersbedingte Krankheiten wie Arteriosklerose, Arthrose und Demenz erhöhen. Das war auch das Problem bei dem geklonten Schaf Dolly. Die Telomere des armen kleinen Schafes wurden mit jedem Klonvorgang kürzer und kürzer; daher litt es schon in jungen Jahren an Alterskrankheiten. Die Telomere werden auch durch langfristigen Stress kürzer und sorgen in gewissem Sinne für ein vorzeitiges Altern.

Eine weitere Auswirkung von chronischem Stress besteht darin, dass man anfängt zu naschen. Nicht jeder reagiert auf diese Weise auf Stress, aber die meisten von uns tun es. Cortisol und Konsorten erhöhen den Spiegel des Hormons Ghrelin: des Hungerhormons, das unseren Magen knurren lässt. Dieses Hormon wird bei leerem Magen in der Magenwand gebildet, bei niedrigem Blutzuckerspiegel aber auch im Hypothalamus. Es führt dazu, dass wir an nichts anderes mehr denken können als an Nahrung, und regt uns zum Essen besonders süßer und fettiger Speisen an. Nach dem Essen sinkt der Ghrelinspiegel wieder. Bei chronischem Stress pendelt er sich auf einem höheren

Niveau ein. Viele Menschen essen daher mehr, wenn sie gestresst sind, und legen entsprechend an Gewicht zu.

Die Stressreaktion, sowohl über die schnelle als auch über die langsame Route, beginnt im Gehirn mit der Wahrnehmung einer Bedrohung. Diese Wahrnehmung ist jedoch subjektiv; eine Situation, die für den einen bedrohlich ist, muss es für einen anderen nicht sein. Im Straßenverkehr ist das bei allen Teilnehmern allerdings ziemlich ähnlich. Wenn man fast auf den Vordermann auffährt, muss man scharf bremsen; der Sympathikus wird hier bei jedem aktiviert. In sozialen Situationen ist der Unterschied jedoch beträchtlich. Ein Mitarbeitergespräch mit teils positiver, teils negativer Kritik kann auf den einen Mitarbeiter sehr beängstigend wirken und auf den anderen überhaupt nicht. Ob man dazu tendiert, eine Situation als bedrohlich zu bewerten oder nicht, hängt von der Persönlichkeit ab; für manche Menschen lauert hinter jedem Busch eine Gefahr, für andere nicht. Außerdem werden wir von unseren Erfahrungen geprägt. Im Laufe der Jahre haben wir gelernt, ob wir unseren Mitmenschen vertrauen können oder nicht.

Bei Menschen, die viele Situationen als bedrohlich empfinden, wird die Stressreaktion häufiger aktiviert. Nehmen Stresssituationen überhand, kann sich dies negativ auf die Gesundheit auswirken. Angststörungen wie Panikattacken (die mitunter mit Agoraphobie einhergehen können), generalisierte Angststörungen und soziale Phobien treten häufiger bei Menschen auf, die Situationen schnell als bedrohlich einschätzen. Stimmungsstörungen wie Depressionen oder Dysthymie (eine milde Form der Depression) sind in dieser Gruppe ebenfalls häufiger anzutreffen. Ob jemand eine potenziell gefährliche Situation als ein Abenteuer, eine Herausforderung oder eben als eine Bedrohung empfindet, hängt davon ab, wie optimistisch er oder sie ist. Das scheint zum Teil auf einen bestimmten Rezeptor für Cortisol zurückzugehen, dem Mineralokortikoidrezeptor. Die genetische Veranlagung entscheidet, ob jemand über einen sehr aktiven oder einen nur halbwegs aktiven Rezeptor verfügt. Eine erbliche Veranlagung für einen gut funktionierenden Rezeptor schützt Frauen vor Depressionen. Frauen, die in ihrer Kindheit eine traumatische Zeit oder ein traumatisches Ereignis erlebt haben, sind vor Depressionen geschützt, wenn sie die aktive Rezeptorvariante haben. Bei Männern verhält es sich genau umgekehrt: Wenn sie in der Kindheit ein Trauma erlebt haben und über einen gut funktionierenden Rezeptor verfügen, sind sie anfälliger für eine Depression, wohingegen sie ein schlecht funktionierender Rezeptor gerade davor schützt. Ein markanter Unterschied.

Neben der erblichen Veranlagung haben auch Hormone Einfluss auf Stress. Sie können bestimmen, wie viele Cortisolrezeptoren in maßgeblichen Teilen des Gehirns wie dem Hippocampus zur Expression gebracht werden. Östrogen erhöht die Anzahl dieser Cortisolrezeptoren, was bei Frauen eine schützende Wirkung erzeugt. Testosteron reduziert sie hingegen.

Studien an Ratten zeigen, dass ein Antidepressivum zu einer vermehrten Bildung von Cortisolrezeptoren führen kann. Daher ist bei diesen Ratten die Wahrscheinlichkeit geringer, dass sie eine Situation als bedrohlich empfinden. Überträgt man dies auf Menschen (womit man immer vorsichtig sein sollte), liegt die Vermutung nahe, dass Antidepressiva einen in stressigen Situationen etwas optimistischer machen. Für Menschen mit einer neurotischen Veranlagung ist dies ein großer Vorteil.

Nicht nur die Rolle des Cortisolrezeptors ist bei Männern anders als bei Frauen, auch die Menge des produzierten Cortisols ist unterschiedlich. Werden Männer und Frauen demselben Stressfaktor ausgesetzt, reagieren Männer im Durchschnitt heftiger als Frauen. Ihr Cortisolspiegel steigt deutlicher an und ihr Blutdruck erhöht sich stärker. Das weibliche Hormon Östrogen trägt zu dieser verminderten Stressreaktion bei. Im fruchtbaren Alter kommt es zu monatlichen Veränderungen des Östrogenspiegels: Während des Eisprungs in der Mitte des Zyklus ist er hoch, am Ende des Zyklus während der Menstruation

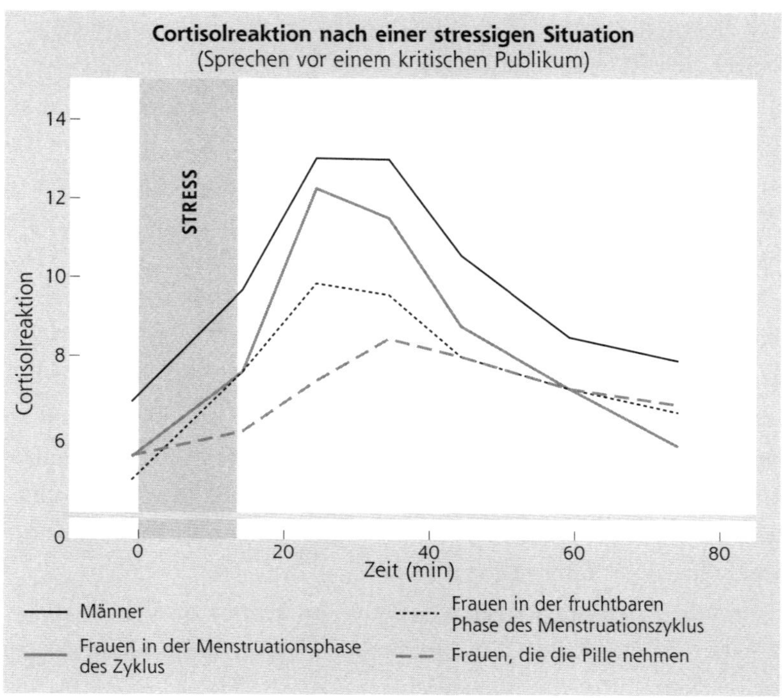

Cortisolreaktion nach einer stressigen Situation, gemessen im Speichel

hingegen niedrig. Bei Frauen ist die Stressreaktion hoch, wenn wenig Östrogen produziert wird, und niedrig, wenn viel Östrogen produziert wird. Frauen, die hormonelle Verhütungsmittel mit Östrogenen verwenden, haben eine noch geringere Stressreaktion. Misst man das Cortisol, nachdem man etwas Aufregendes tun musste, beispielsweise einen Vortrag vor einem kritischen Publikum halten, zeigen Frauen, die die Pille nehmen, nur einen minimalen Anstieg des Cortisolspiegels. Bei Frauen, die nicht die Pille nehmen, ist der Anstieg in der ersten Zyklusphase etwas höher, in der zweiten Phase noch höher; bei Männern ist der Anstieg nach einer stressigen Situation jedoch am größten.

In Studien zu Stressreaktionen bei männlichen und weiblichen Patienten mit einer psychiatrischen Störung fällt auf, dass die Cortisolreaktion bei Frauen mit einer Angststörung oder einer Depression sich noch stärker abflacht, während sie sich bei Männern mit solchen Störungen sogar erhöht. Die bereits bestehenden Geschlechtsunterschiede sind also noch stärker ausgeprägt, wenn Depressionen oder Angststörungen hinzukommen.

Östrogen löst ebenfalls eine Ghrelin-Reaktion auf Stress aus. Frauen mit einer normalen Östrogenproduktion neigen daher etwas stärker zu Stressessen als Männer. Andererseits schützt Östrogen Frauen vor den ungünstigen Auswirkungen von langanhaltendem Stress auf das Gehirn. Die Auswirkungen von chronischem Stress auf das Denkvermögen, die sich bei Männern deutlich bemerkbar machen, werden durch Östrogen kompensiert. Frauen im gebärfähigen Alter bleiben also trotz chronischem Stress klar und geistig rege.

Wenn die natürliche Östrogenproduktion nach der Menopause abnimmt und keine kompensatorische Hormonbehandlung stattfindet, steigt die Stressreaktion der Frauen wieder. Vielleicht zeigt sich hier ein Zusammenhang mit der ab dem mittleren Lebensalter zunehmenden Häufigkeit bestimmter Angststörungen wie etwa der generalisierten Angststörung (siehe Kapitel 13). Auch junge Mädchen, die noch wenig Östrogen produzieren, haben im Vergleich zu gleichaltrigen Jungen noch keine verminderte Stressreaktion. Für diese jungen Mädchen mit einer intensiveren Stressreaktion kann sich das nachteilig auswirken. Denn besonders in jungen Jahren kann schwerer Stress (ein Psychotrauma) einen bleibenden Effekt auf Körper, Seele und Gene haben.

Ist die biologische Stressreaktion von Männern und Frauen bereits deutlich unterschiedlich, so verstärken sich diese Differenzen noch durch die Art und Weise, wie die Personen individuell mit Stress umgehen. Der Begriff «Coping» steht für stressregulierende Techniken, die wir alle täglich anwenden. Beim Coping geht es um Verhaltensweisen, die uns helfen, mit Rückschlägen und Spannungen umzugehen. Einige Beispiele für solche Bewältigungsstrategien: auf einen Drink in die Kneipe gehen, sich einen spannenden Film anschauen und mal alles für eine Weile vergessen, einen Abend lang am Computer spielen, einen guten Freund oder eine gute Freundin anrufen und alles mit ihm oder ihr besprechen, sich über den Anlass des Stresses lustig machen und nochmal herzlich darüber lachen, früh ins Bett gehen und hoffen, dass morgen die Welt wieder ganz anders aussieht, sich im Fitnessstudio auspowern, richtig ins Schwitzen kommen und dabei auch den Punchingball traktieren. Mädchen und Frauen sind eher als Jungen und Männer bereit, darüber zu reden, was sie stresst. Zum Teil beruht das auf erlerntem Verhalten. Mädchen werden viel stärker ermutigt, über ihre Probleme zu reden. Vor allem bei mädchenhaften Mädchen wird diese Art des Copings stärker gefördert als bei den eher jungenhaften Mädchen. Wir haben bereits gesehen, dass kleine Mädchen im Baby- und Kleinkindalter mehr um Hilfe bitten dürfen, während kleine Jungen häufiger allein zurechtkommen müssen. Außerdem wird mit kleinen Mädchen mehr gesprochen. Aus all dem ergeben sich die Unterschiede im angelernten Verhalten.

Über Probleme zu sprechen, bedeutet jedoch auch, sich weiterhin aktiv mit der Stressquelle zu beschäftigen, was dazu führen kann, dass man ins Grübeln verfällt und permanent auf seinen Problemen herumkaut. Dieses Grübeln trägt zum Entstehen von Depressionen und Angstzuständen bei. Männer neigen als Reaktion auf Stress eher dazu, nach Ablenkung zu suchen. Vor allem Sport ist eine gute Möglichkeit des Copings, da die zusätzliche Energie, die der Körper durch *fight-or-flight*-Reaktionen erhält, nun auch dazu genutzt wird, beispielsweise einen Squashball durch den Raum zu schmettern. Männer verwenden aber auch Copingstrategien, die weniger effizient sind, etwa den Konsum von Alkohol und Drogen. Darin liegt mit ein Grund dafür, dass Männer ein viel höheres Risiko als Frauen haben, süchtig oder kriminell zu werden und die Kontrolle über sich selbst zu verlieren.

Das Stresssystem ist ein lernendes System, das vor allem in der frühen Kindheit durch Erfahrungen geformt wird. Starker Stress, Angst erzeugende oder bedrohliche Situationen können ein Trauma verursachen, das das Risiko für alle Arten von psychiatrischen Problemen stark erhöht. Je nach Definition haben zwischen 20 und 40 Prozent der niederländischen Bevölkerung in ihrer Kindheit ein (oder mehrere) Psychotraumata erlebt. Manchmal handelt es sich nicht so deutlich um einen einzelnen traumatischen Moment, sondern um einen Zeitraum, in dem sich das Kind unsicher, nicht gesehen oder ungeliebt gefühlt hat.

Mädchen sind häufiger Opfer von sexueller Gewalt und Inzest. Dabei handelt es sich um schwerwiegende Formen von Traumata, bei denen der Täter manchmal zugleich eine elterliche oder betreuende Bezugsperson ist. Ein solches Trauma hat gravierende Auswirkungen, weil es das Grundgefühl der häuslichen Geborgenheit unterminieren kann. Derartige Traumata beeinträchtigen auch spätere Beziehungen. Außerdem haben Mädchen häufiger als Jungen keinerlei Kontrolle über das, was ihnen widerfährt, weil der Täter viel größer und stärker ist oder sie sich in einer Position befinden, die ihnen jeglichen Protest unmöglich macht. Hinzu kommt, dass sexuelle Traumata und Inzest in der Regel nicht thematisiert werden. Dieses Tabu sorgt dafür, dass ein wichtiger weiblicher Copingmechanismus, nämlich über die Stressursachen zu reden und die unangenehmen Erfahrungen mit anderen zu teilen, nicht genutzt werden kann.

Die Folgen von massivem Stress in der Kindheit unterscheiden sich bei Männern und Frauen deutlich. Bei Frauen ist das Risiko sogenannter internalisierender Störungen, wie Angststörungen und Depressionen, wesentlich höher. Menschen mit internalisierenden Störungen gelangen schnell zu der Vorstellung, dass es an ihnen selbst liegt, wenn etwas schiefläuft. Männer entwickeln eher externalisierende Störungen. Dabei kann es sich um Impulskontrollstörungen, Aggressionsregulationsstörungen, antisoziales Verhalten, Alkohol- oder Drogenmissbrauch und Suchtverhalten handeln. Menschen mit externalisierenden Störungen neigen eher dazu, die Schuld bei anderen zu suchen, wenn etwas schiefläuft. Zu dieser Gruppe gehören auch die *Thrillseeker*. Sie schätzen Situationen nicht so leicht als bedrohlich ein, und es bedarf schon einiges an Aufregung, um bei ihnen ein Gefühl der Anspannung zu erzeugen.

Eine stressige Kindheit kann sowohl zu einem überaktiven als auch zu einem unteraktiven Stresssystem führen. Derzeit wird weltweit an mehreren Orten erforscht, wie es dazu kommt. Hängt es mit dem Typ von Stress oder Trauma zusammen? Oder mit den Eigenschaften der Person, die unter Stress leidet? Macht die soziale Unterstützung einen Unterschied? Spielt die Höhe der Cortisolreaktion eine Rolle? Oder die Aktivität des Rezeptors für dieses Hormon? All diese Faktoren scheinen einen Einfluss zu haben, aber es lässt sich immer noch nicht gut vorhersagen, wie sich diese unterschiedlichen Muster entwickeln.

In Philadelphia untersucht man eine große Gruppe von Jugendlichen; jährlich werden Messungen vorgenommen, um die Entwicklung ihres Gehirns genau nachzuverfolgen. Das Ehepaar Rachel und Ruben Gur (beide in ihren Siebzigern und immer noch sehr aktiv) sind die Pioniere dieser Forschung. In ihrer Studie verglichen sie Jugendliche, die mindestens dreimal etwas Schreckliches erlebt hatten – zum Beispiel den Verlust einer ihnen nahestehenden Person – mit Jugendlichen, denen noch nie etwas Schlimmes widerfahren war. Sie untersuchten, wie gut diese Teenager die Emotionen einer anderen Person einschätzen konnten. Es handelt sich dabei um eine Aufgabe, die Mädchen in der Regel etwas besser beherrschen als Jungen. Die Mädchen, die keine unangenehmen Erfahrungen in ihrer Vergangenheit gemacht hatten, schnitten tatsächlich etwas besser ab als die unbelasteten Jungen. In der Gruppe, die schon einiges durchgemacht hatte, war auffällig, dass die Jungen besser gelernt hatten, wütende Gesichter zu erkennen. Sie waren darin besser als die Jungen ohne traumatische Erfahrungen und auch besser als die nicht traumatisierten Mädchen. Vielleicht war diese Fähigkeit in dem Umfeld, in dem sie aufwuchsen, dringend erforderlich. Mädchen mit einer traumatischen Kindheit waren nicht mehr in der Lage, Freude gut zu erkennen. Sie können sich wohl denken, wie es dazu gekommen ist. Ein trauriger Befund.

Eine andere Studie befasste sich mit Studierenden, die in ihrer Jugend schlimme Erfahrungen gemacht hatten. Dies betraf etwa 6 Prozent der Studierenden, und davon mehr Frauen als Männer. Die Frauen aus dieser Gruppe entwickelten häufiger eine psychiatrische Störung als die Männer (11 Prozent der traumatisierten Frauen gegenüber nur 3 Prozent der traumatisierten Männer). Oft handelte sich dabei um eine posttraumatische Belastungsstörung. Vor allem jene Frauen, die als Reaktion auf ein Trauma ein negatives Selbstbild entwickelt hatten, litten oft unter einer solchen Störung. Das ist genau das, was wir als «Internalisierung» bezeichnen.

Menschen mit einem Kindheitstrauma haben durchschnittlich ein höheres Risiko für fast alle psychiatrischen Störungen. Das heißt aber noch lange nicht, dass sie diese auch tatsächlich entwickeln werden. In der Studie mit den Studierenden hatten immerhin 89 Prozent der Frauen und 97 Prozent der Männer keinerlei Störungen entwickelt. Sie verfügten also über eine beträchtliche Resilienz.

Ob die Auswirkungen von Stress in der Kindheit zu psychiatrischen Störungen führen oder nicht, hängt von zahlreichen Faktoren ab. Soziale Unterstützung ist dabei ein sehr wichtiger Faktor. Das Gefühl, eine gewisse Kontrolle über die Stressoren zu haben, die einen bedrohen, ist ein weiterer Faktor. Intensive Bewegung kann ebenfalls eine große Hilfe beim Stressabbau sein. Auch die Erbanlage hat einen Einfluss. Wir wissen, dass bestimmte Teile des Erbmaterials Menschen besonders anfällig für die Folgen eines Traumas machen. Wenn diese Risikogene fehlen, ist man besser geschützt. Eine berühmte Studie von

Avshalom Caspi aus dem Jahr 2003, die in der renommierten Zeitschrift *Science* veröffentlicht wurde, zeigte, dass vor allem Menschen mit einer bestimmten erblichen Variante des Gens für den Serotonintransporter eine Depression entwickelten, wenn sie in der Kindheit ein Trauma erlitten hatten. Eine erbliche Veranlagung für niedrige Serotoninwerte plus ein frühes Trauma führen zu Depressionen, während eine Veranlagung für normale Serotoninwerte mit einem ähnlichen Trauma normalerweise keine Depression zur Folge hat. Diese Studie wird mit 1037 Personen durchgeführt, die schon mehr als dreißig Jahre lang beobachtet werden. Es handelt sich dabei um die berühmte Dunedin-Kohorte, um die Einwohner dieser abgelegenen Stadt in Neuseeland, die fast alle an der lebenslangen Gesundheitsstudie teilnehmen. Dieser Befund wurde in der Folge noch mehrfach bestätigt, in einigen Studien konnte er jedoch auch nicht repliziert werden.

Die biologischen Veränderungen, die hinter dieser, durch ein Kindheitstrauma verursachten, lebenslangen Verletzlichkeit stehen, sind umfänglich erforscht worden. Häufig hat man dazu ein spezielles Versuchstiermodell verwendet. Man trennte neugeborene Ratten von ihrer Mutter und sperrte sie einzeln in einen Käfig, was sie in großen Stress versetzte. Im Erwachsenenalter zeigten die Ratten in harmlosen Situationen einen erhöhten ACTH-Wert (Wert des Hypophysenhormons, das die Nebennierenrinde aktiviert), der sich unter Stress noch steigerte. Auch das vom Hypothalamus gebildete Protein CRF (Corticotropin Releasing Factor) war bei diesen Ratten erhöht. Infolgedessen produzierten sie zu wenig Wachstumsfaktoren für das Gehirn, so dass bestimmte Bereiche des Gehirns, vor allem der Frontallappen und der Hippocampus, in der Entwicklung zurückblieben. Das wurde offenkundig, wenn sie Aufgaben lösen musste: Ihr Gedächtnis funktionierte etwas schlechter als das der Ratten, die bei ihrer Mutter aufgewachsen waren. Meiner Ansicht nach bildet diese Art von Stress das tierische Äquivalent zur Vernachlässigung von Kleinkindern, die beispielsweise bei Kindern suchtkranker Eltern zu beklagen ist, oder bei Kindern, die in Heimen aufwachsen, in denen sie zu wenig persönliche Zuwendung erhalten.

In den neunziger Jahren wurden Untersuchungen über Kinder in rumänischen Waisenhäusern durchgeführt, die zu den schlimmsten Orten gehören, an denen man aufwachsen kann. Die Schwarz-Weiß-Fotos von zahlreichen Kleinkindern, die allein in Gitterbetten lagen, als wären sie Tiere im Käfig, sind mir noch gut in Erinnerung. Genau die gleichen Anomalien, die wir bei den Ratten gesehen haben, die allein in einem Käfig aufwachsen mussten, wurden auch bei diesen Kindern festgestellt. Die Waisenkinder hatten einen etwas kleineren Frontallappen; ihnen fiel es schwer zu planen, ihre Impulse zu kontrollieren und zu organisieren. Aber es gibt auch Nachrichten, die hoffnungsvoll stimmen. Rumänische Waisenkinder, die in eine liebevolle Familie vermittelt wurden, erholten sich, selbst wenn dies erst im Alter von vier Jahren geschah. Ihr Stresssystem normalisierte sich und auch ihr Denkvermögen war nicht geringer als das ihrer Altersgenossen, denen ein besserer Start ins Leben vergönnt war. Dies ist nicht der Fall, wenn Kinder, die in ihren ersten Lebensjahren Stress hatten, es auch danach noch schwer haben. Umso schlimmer ist es, dass Kinder mit traumatischen Kindheitserfahrungen oft auch in ihrer späteren Jugend noch in schwierigen Verhältnissen leben.

Dass sich bestimmte Aspekte von Traumata und anhaltendem Stress nicht zwangsläufig verstetigen, ist möglicherweise auf epigenetische Anpassungen zurückzuführen. Die Anpassungen regulieren, in welchem Ausmaß ein Gen abgelesen wird. So können beispielsweise epigenetische Anpassungen des (Gluco-)Cortisolrezeptors dafür sorgen, dass dieses Gen viel seltener abgelesen wird. Indem das Gen gewissermaßen blockiert wird, vermindert sich auch die Stressreaktion. Eine Studie meiner Kollegen in Utrecht hat nachgewiesen, dass Soldaten, bei denen dieses Gen stärker blockiert ist, das Risiko, nach dem Einsatz an einer posttraumatischen Belastungsstörung (PTBS) zu erkranken, geringer ist.

Aus anderen Studien geht hervor, dass diese epigenetische Anpassung einen gewissen Schutz vor Suizidversuchen bietet. Epigenetische Effekte treten schon früh im Leben auf und können dauerhaft sein, was aber nicht immer der Fall sein muss. Wir wissen zum Beispiel, dass bestimmte Medikamente epigenetische Veränderungen wieder rückgängig machen können; sie reaktivieren die Gene wieder. Das sind nun genau die Medikamente, die wir bei (bipolarer) Depression einsetzen: Lithium und Depakine. Auch die psychosoziale Behandlung der posttraumatischen Belastungsstörung (PTBS) wirkt sich offenbar darauf aus, in welchem Maße bestimmte Gene blockiert werden.

Um noch einmal auf die geschlechtsspezifischen Unterschiede im Stresssystem zurückzukommen: sie sind beträchtlich und markant. Es ist überraschend, in welchen Richtungen sich diese Unterschiede ausbilden. Bei Frauen ist die Cortisolreaktion viel geringer als bei Männern. Bei einer Depression oder Angststörung fällt die Cortisolreaktion bei Frauen sogar noch geringer aus, bei Männern hingegen stärker. Auch die Cortisolrezeptoren von Männern und Frauen unterscheiden sich in Funktion und Anzahl. Es ist deutlich erkennbar, dass Frauen mehr Rezeptoren bilden. Darüber hinaus sind Mädchen und Jungen, Männer und Frauen unterschiedlichen Stressoren und Traumata ausgesetzt, und auch ihre Art der Stressbewältigung, des Copings, ist unterschiedlich. Es gibt also einige erhebliche geschlechtsspezifische Unterschiede im Stresssystem, die sich nicht einfach als stärker oder schwächer kennzeichnen lassen, sondern auf verschiedenen Ebenen in unterschiedliche Richtungen wirken. Wie sie mit der Tendenz zur Entwicklung von internalisierenden Störungen bei Frauen und externalisierenden Störungen bei Männern zusammenhängen, ist eine sehr schwierige Frage, die derzeit noch nicht hinreichend geklärt ist.

Die Spuren eines Kindheitstraumas gehen über das Stresssystem und das Erbmaterial hinaus. Bei den einsamen Rattenjungen konnten wir ebenso ein vermindertes Gehirnwachstum feststellen wie bei den rumänischen Waisenkindern. Auch im Immunsystem hinterlassen Kindheitstraumata ihre Spuren. Weiße Blutkörperchen übermitteln sich Botschaften mit Hilfe von Proteinen, den sogenannten Zytokinen, die sich in pro-inflammatorische (entzündungsfördernde) und anti-inflammatorische (entzündungshemmende) Zytokine unterteilen. Selbst im Erwachsenenalter haben Menschen mit Kindheitstraumata im Durchschnitt leicht erhöhte pro-inflammatorische Zytokine. Daraus resultiert ein aktiveres Immunsystem, wodurch sich das Risiko für Herz-Kreislauf-Erkrankungen, chronische Lungenerkrankungen, Autoimmunerkrankungen und Darmerkrankungen erhöht.

Unheil in der Kindheit erhöht also nicht nur das Risiko für psychiatrische Störungen, sondern führt auch öfter zu körperlichen Erkrankungen. Es wäre daher eine hervorragende Investition, eine große Kampagne zu starten, um Kindheitstraumata zu verhindern. Es gibt bereits gute Initiativen wie Veilig Thuis (Sicheres Zuhause) in den Niederlanden, aber es ist ziemlich schwierig, sich einen Eindruck davon zu verschaffen, was sich hinter verschlossenen Türen abspielt. Nachbarn, Hausärzten und Lehrern kommt hier eine Hauptrolle zu. In eine ähnliche Richtung geht auch die Idee, Menschen, die aufgrund ihrer beruflichen Tätigkeit Familien in ihrem häuslichen Umfeld erleben, darin zu schulen, auf Anzeichen von häuslicher Gewalt zu achten, z. B. Menschen, die Zählerstände ablesen, Geräte installieren oder die Wohnung streichen.

13

Unterschiedliche Schwachstellen

Gehirnstörungen kommen bei Frauen und Männern gleichermaßen vor. Die niederländische Gehirnstiftung hat 2018 errechnet, dass in den Niederlanden jeder vierte von einer solchen Störung betroffen ist. Das Spektrum ist breit gefächert: Migräne, Schlaganfall, Depression, Demenz und Angststörungen sind allesamt Erkrankungen, die jeden von uns treffen können, leider auch Kinder. Bestimmte Entwicklungsstörungen wie Autismus und ADHS manifestieren sich schon früh und können lebenslang beeinträchtigend sein.

Es gibt nur sehr wenige Erkrankungen, die ausschließlich bei Frauen oder ausschließlich bei Männern auftreten, doch es gibt sie. Ein Beispiel dafür ist das Rett-Syndrom, eine sehr schwere Störung des Nervensystems. Sie wird durch einen Gendefekt auf dem X-Chromosom verursacht und wirkt sich bei Jungen bereits vor der Geburt verhängnisvoll aus. Mädchen mit dem Rett-Syndrom werden nach einer normalen Schwangerschaft scheinbar mit guter Gesundheit geboren, und bis zum Ende des ersten Lebensjahres gibt es wenig Grund zur Sorge. Dann erst fällt auf, dass die Entwicklung sozialer Fähigkeiten und das Erlernen von Spielverhalten ausbleiben. Bei näherer Betrachtung zeigt sich auch, dass diese Mädchen einen auffallend kleinen Kopf haben. Ab dem zweiten Jahr, manchmal auch etwas später, verschlechtert sich ihr Zustand. Ihre Intelligenz bleibt erheblich hinter dem normalen Entwicklungsstand zurück. Das anfänglich gezeigte Sozialverhalten – etwa das Herstellen von Blickkontakt –, ist nun nicht mehr möglich und das Kind ist ganz in sich gekehrt. Wenn es schon Sprachentwicklung gab, wird diese nicht fortgeführt. Es bildet sich ein autistisches Verhalten aus, mit ständigem Wiederholen der immer gleichen Bewegungen und dem typischen Händeringen. Die Hände können nicht mehr für zielgerichtete Handlungen wie Essen oder Greifen eingesetzt werden. Häufig entwickelt sich auch eine Epilepsie. Mädchen mit dem Rett-Syndrom sind schließlich geistig und körperlich schwer behindert und sterben oft jung. Glücklicherweise kommt das Rett-Syndrom selten vor; in den Niederlanden werden jährlich etwa zehn Mädchen mit dieser Störung geboren; in Deutschland sind es fünfzig.

Die Erbkrankheit ALD (Adrenoleukodystrophie) tritt bei einem von 18 000 Menschen auf. Diese Krankheit trifft fast ausschließlich Jungen und Männer. Sie manifestiert sich oft in der Kindheit, meistens zwischen dem vierten und zehnten Lebensjahr. Sich normal verhaltende, gesunde Jungen zeigen plötzlich Verhaltensauffälligkeiten, ziehen sich aus sozialen Kontakten zurück und können sich nur noch schlecht konzentrieren. Später kommt es zu Problemen mit der Muskelkontrolle, zu epileptischen Anfällen, zu Taubheit und Blindheit und zu Demenz. Nach einigen Jahren entwickeln sich schwere Mehrfachbehinderungen, letztlich endet die Krankheit tödlich. Pathologisch basiert diese Krankheit auf der Auflösung der weißen Substanz. Die zerbrochenen Myelinstücke werden vom Immunsystem beseitigt, und die Nervenfasern, die nicht mehr von Myelin umgeben sind, sind in ihrer Funktionalität stark beeinträchtigt. Die Mutation, auf die diese Störung zurückgeht, betrifft ein Gen auf dem X-Chromosom. Da Mädchen zwei X-Chromosomen haben, ist eine Mutation auf einem der Gene nicht so gravierend. Bei Frauen wird diese Erkrankung meist erst nach dem fünfunddreißigsten Lebensjahr entdeckt. Dann treten mildere Symptome wie Bewegungssteifheit, Schwäche der Beine und Probleme beim Urinieren auf.

Mutationen auf dem X-Chromosom können noch einige weitere Erkrankungen hervorrufen. Entweder sind Männer damit nicht lebensfähig, so dass nur Frauen mit dieser Störung in den Blick geraten, oder die Erkrankung ist bei Frauen nicht so gravierend, weshalb nur Männer mit dieser Störung auffällig werden. Die meisten Hirnerkrankungen werden jedoch von einer Vielzahl von Genen und Umweltfaktoren verursacht und treten daher bei beiden Geschlechtern auf. Aber auch bei diesen nicht X-gebundenen Störungen gibt es große Unterschiede zwischen Männern und Frauen, was Anzahl, Schweregrad und Alter des Auftretens betrifft. Hirnstörungen, die bei Frauen häufiger, früher oder schwerer auftreten, sind Anorexie (die Nummer eins), Angststörungen, Migräne, Depression, MS und Alzheimer. Männer sind anfälliger für Autismus, ADHS, das Tourette-Syndrom, Schizophrenie und Parkinson.

Es gibt eine Reihe von Gründen, warum diese Gehirnerkrankungen eines der Geschlechter stärker treffen als das andere. Die meisten davon haben wir bereits besprochen: Unterschiede, die in der Entwicklung, in der Persönlichkeit, in den Hormonen, im Immunsystem, im Stresssystem liegen, und beim Rett-Syndrom und bei ALD Unterschiede in den Geschlechtschromosomen X und Y. Außerdem sehen sich Männer und Frauen ungleichen Umwelteinflüssen ausgesetzt. So kommen mehr Männer beruflich mit landwirtschaftlichen Giften in Kontakt, wodurch sich das Risiko einer Parkinsonerkrankung erhöht. Und die kulturellen Normen, nach denen Frauen immer jung, schlank und schön zu sein haben, steigern die Wahrscheinlichkeit, an Anorexie zu erkranken. Im Folgenden werde ich die geschlechtsspezifischen Unterschiede bei verschiedenen Hirnerkrankungen und die Faktoren, die dazu beitragen, beschreiben.

Migräne

Migräne ist die am häufigsten auftretende Hirnstörung. Darunter ist die Veranlagung zu pochenden oder stechenden Kopfschmerzattacken zu verstehen, die häufig auf einer Seite des Kopfes auftreten. Eine solche Attacke kann sich stundenlang, in manchen Fällen sogar über mehrere Tage hinziehen. Die Patienten halten sich dann am liebsten in einem dunklen, ruhigen Raum auf. Bei manchen Menschen wird der Kopfschmerzanfall von einer Aura eingeleitet: Die Betroffenen sehen Sterne und haben dann einen Gesichtsfeldausfall. Ich selbst gehöre auch zu den Menschen, die an Migräne leiden. Während der Aura denke ich manchmal, der Bildschirm meines Laptops sei nicht scharf genug eingestellt oder er sei zu staubig. Doch sobald ich anfange, ihn zu putzen und daran herumzufummeln, weiß ich eigentlich schon, was los ist. Es folgt eine kurze Phase, in der ich schlecht sehe, an die sich einige Stunden stechender Kopfschmerzen anschließen.

Eine solche Aura kann unterschiedliche Formen annehmen: ein prickelndes Gefühl in den Händen, das Hören bestimmter Geräusche und sogar eine zeitweilige Aphasie.

Ein berühmter Migränepatient war Friedrich Nietzsche, worüber Irvin Yalom in dem Buch *Und Nietzsche weinte* geschrieben hat. Migräne tritt bei Frauen zwei- bis dreimal öfter auf als bei Männern. Darüber hinaus haben Frauen häufigere und längere Anfälle. Unter Migräne Leidende haben ein höheres Risiko für andere Erkrankungen: Asthma, Depression, Angststörungen und chronische Schmerzen – allesamt Erkrankungen, die bei Frauen häufiger auftreten.

Es ist möglich, dass Migräne bei Männern weniger gut erkannt wird, so dass bei ihnen die Diagnose häufiger falsch gestellt wird. Auf jeden Fall wissen wir, dass Sexualhormone für die Überrepräsentation von Frauen mit Migräne eine wichtige Rolle spielen. Vor allem Hormonschwankungen sind ein Auslöser für Migräneattacken. Sie treten während der fruchtbaren Zeit innerhalb des Menstruationszyklus und noch stärker in Zeiten der Menopause auf. Östrogenpflaster, die den Hormonspiegel konstant halten, können den Betroffenen in den Wechseljahren Linderung verschaffen.

Anorexie

Anorexia nervosa (Magersucht) ist der krankhafte Drang, dünn sein zu wollen. Sie wird erst diagnostiziert, wenn das Körpergewicht als zu niedrig angesehen wird. Bei jungen Menschen kann sich durch Unterernährung das Wachstum vermindern. Außerdem besteht bei den Betroffenen eine unbändige Angst zuzunehmen. Menschen mit Anorexie erleben ihren eigenen Körper auch dann als zu dick, wenn sie eigentlich untergewichtig sind.

Zudem wirkt sich ihr Körpergewicht unverhältnismäßig stark auf ihr Selbstvertrauen aus. Viele Menschen sind mit ihrem Gewicht nicht ganz zufrieden (mittlerweile ist fast die Hälfte der niederländischen Bevölkerung übergewichtig), aber für die meisten von ihnen hat dies keine oder kaum Auswirkungen auf ihr Selbstbild. Menschen mit Anorexie gelingt es nicht, ein gutes Selbstbild zu entwickeln, weil sich bei ihnen das Gefühl festgesetzt hat, dick zu sein. Der Schweregrad der Anorexie wird anhand des bestehenden Untergewichts bestimmt; je niedriger der Body-Mass-Index ist, desto schwerer die Erkrankung (der BMI wird berechnet, indem man das Körpergewicht in Kilogramm durch die Körpergröße in Metern zum Quadrat teilt). Manche Patienten erreichen ihr niedriges Gewicht durch eine sehr strenge Diät, sie hungern bis zur völligen Entkräftung. Andere nehmen zwar gelegentlich kalorienreiche Nahrung zu sich, erbrechen sie dann aber wieder oder nehmen Abführmittel, so dass ihr Körper die Kalorien nicht aufnehmen kann.

Eine schwere Anorexie wirkt sich auf den gesamten Körper aus.

Das Immunsystem wird schwächer, bei menstruierenden Frauen bleibt die Periode aus, so dass die Fruchtbarkeit abnimmt. Haut und Haare werden trocken und stumpf. Herzfrequenz und der Blutdruck sinken, was zu Müdigkeit führt. Hände und Füße werden kalt. Es kann zu schlimmen Komplikationen kommen, die Nieren können beispielsweise ins Becken absacken, weil das Fett, das diese Organe umgibt, für den Stoffwechsel gebraucht wird. Anorexie endet in etwa 15 Prozent der Fälle tödlich; diese Menschen sterben im Grunde den Hungertod.

Anorexie tritt bei Mädchen und Frauen fünfmal häufiger auf als bei Jungen und Männern. Sie entsteht bei Menschen, die aufgrund ihrer Veranlagung dazu prädisponiert sind, wird mit Sicherheit aber auch durch das Umfeld getriggert. Vergleicht man Menschen mit Anorexie mit gesunden Menschen, so fällt auf, dass ihre Persönlichkeit weniger egoistisch ist. Sie stellen ihre eigenen Interessen eher zurück. Dieses Persönlichkeitsmerkmal kommt bei Frauen etwas häufiger vor als bei Männern.

Gerade bei dieser Krankheit spielen kulturelle Schönheitsideale eine große Rolle. Im vergangenen Jahrhundert schien Anorexia nervosa eine typische Erkrankung von Frauen mit kaukasischen Wurzeln zu sein, die in einem wohlhabenden westlichen Land aufgewachsen waren. Mittlerweile ist diese Krankheit überall in der Welt zu beobachten. In den asiatischen Ländern zeigt sich eine interessante Entwicklung. Als in Ländern wie China und Korea Armut noch weit verbreitet war, galt Übergewicht als Zeichen von Wohlstand. Mit wachsendem Wohlstand und der Zunahme sitzender Berufe verändert sich das asiatische Schönheitsideal; auch asiatische Frauen sind vorzugsweise schlank. Das Idealbild der Frau in Ländern wie China, Südkorea und Hongkong ist, was den Schlankheitsgrad angeht, sogar noch extremer als in Europa. Mit dem Wandel dieses Schönheitsideals nahm die Zahl der Anorexiepatientinnen stark zu. Weltweit stieg die Zahl der Frauen mit Anorexie von 3,5 Prozent im Zeitraum von 2000 bis 2006 auf knapp 8 Prozent im Jahr 2018 an. In Südkorea ist Anorexie inzwischen so verbreitet wie in Europa. Es könnte sehr aufschlussreich sein, diese Zahlen mit der Häufigkeit der Anorexie in Nordkorea zu vergleichen, wo ich eine viel geringere Häufigkeit bei Menschen mit der gleichen erblichen Veranlagung erwarten würde. Leider liegen dazu keine Zahlen vor.

Angststörungen

Angststörungen sind Erkrankungen, die von übersteigerten Angstgefühlen und Panikattacken gekennzeichnet sind. Sie sind häufig mit körperlichen Beschwerden wie Bauchschmerzen und Durchfall, Blackouts und Konzentrationsstörungen, Herzklopfen, Ohnmachtsanfällen und Hyperventilation, Muskelverspannungen und Schlafstörungen verbunden. Zu den Angststörungen gehören die generalisierte Angststörung (auch bekannt als zwanghaftes Grübeln), die soziale Angststörung, die Panikstörung mit oder ohne Agoraphobie und sonstige spezifische Phobien (wie Höhenangst oder Angst vor Spritzen). Viele Patienten leiden unter einer Kombination von zwei oder sogar drei Angststörungen. Auch die Kombination einer Angststörung (wie einer Panikstörung) mit einer Depression kommt des Öfteren vor.

Angststörungen beginnen häufig in der Adoleszenzphase. Soziale Phobien und spezifische Angststörungen entwickeln sich etwa ab dem fünfzehnten Lebensjahr, Panikstörungen mit oder ohne Agoraphobie meist etwas später während der Adoleszenz. Das Anfangsalter ist bei beiden Geschlechtern gleich. Bei Frauen kommt es nach dem fünfzigsten Lebensjahr noch ein zweites Mal zu einem vermehrten Auftreten dieser Störungen. Die generalisierte Angststörung setzt oft erst später im Leben ein, bei Frauen in oder nach der Menopause.

Unter Angststörungen leiden 3 bis 12 Prozent der Bevölkerung; bei Frauen treten sie doppelt so häufig auf wie bei Männern. Zudem sind die Symptome bei Frauen oft stärker ausgeprägt. Es heißt auch, Männer würden Angstzustände und Stimmungsschwankungen eher verbergen, weil sie sich nicht gern verletzlich zeigen möchten, nicht gern über ihre Gefühle sprechen und nicht um Hilfe bitten können. Daher habe es nur den Anschein, als ob diese Symptome bei Männern seltener auftreten würden, die Diskrepanz beruhe im Wesentlichen auf einer Untererfassung bei den Männern. Doch das ist wahrscheinlich nicht der Fall, denn Studien, in denen eine sehr große Gruppe von Männern und Frauen systematisch zu Angst- und Stimmungszuständen befragt wurde, belegen, dass diese Symptome bei Frauen tatsächlich häufiger auftreten. Wir haben schon gesehen, dass Frauen im Hinblick auf die Persönlichkeitseigenschaft «Neurotizismus», die mit Besorgtheit, Grübeln und einer pessimistischen Grundhaltung einhergeht, höhere Werte aufweisen. Diese Eigenschaft ist der perfekte Nährboden für Angststörungen.

Sexualhormone spielen dabei sicherlich eine Rolle. Sowohl Testosteron als auch Östrogen beeinflussen die Menge des Proteins, das zum Transport von Serotonin gebildet wird. Dadurch steht Frauen im Durchschnitt eine etwas geringere Menge an Serotonin zur Verfügung. Unter Stress kommt ein weiterer geschlechtsspezifischer Unterschied zum Tragen. Die Vorstufe von Serotonin, Tryptophan, kann in Serotonin oder Kynurensäure umgewandelt werden. Serotonin ist ein nützlicher Botenstoff, während Kynurensäure die Immunreaktion stimuliert. Unter Stress wird Tryptophan bei Frauen eher in Kynurensäure und daher nicht in Serotonin umgewandelt.

Dieser Unterschied in der Umwandlung zeigt sich schon in jungen Jahren und steht mit geschlechtsspezifischen Unterschieden in der HPA-Achse, der Basis des Stresssystems, in Zusammenhang.

Depression

Depression ist die am häufigsten auftretende psychiatrische Störung. Je nach Schwere der Depression liegt das Suizidrisiko zwischen 10 und 15 Prozent.

Jeder fünfte Mensch erkrankt irgendwann im Laufe seines Lebens an einer Depression. Wie im Fall von Angststörungen leiden Frauen doppelt so oft an Depressionen wie Männer. Der Unterschied in der Anfälligkeit für Depressionen zeigt sich bereits in der Kindheit, wenn der Sexualhormonspiegel noch relativ niedrig ist. In der Adoleszenz ist der Unterschied am größten: Mädchen zwischen fünfzehn und zwanzig Jahren sind sogar dreimal häufiger von Depressionen betroffen als gleichaltrige Jungen.

Auch der Verlauf der Depression gestaltet sich bei Frauen anders. Bei Männern sehen wir häufiger das typische Bild: Niedergeschlagenheit, Lustlosigkeit, Appetitlosigkeit, Gewichtsverlust und Schlafprobleme. Frauen zeigen häufiger ein atypisches Bild: Sie reagieren sehr empfindlich auf Kritik, essen und schlafen viel.

Gelegentlich wird die These vertreten, dass Frauen besser auf SSRIs (Selektive Serotonin-Wiederaufnahmehemmer) ansprechen als Männer, was nicht alle Studien bestätigen (SSRIs sind häufig verwendete Antidepressiva, Prozac ist wohl das bekannteste davon, es gibt aber auch andere).

Auch die Lebensphasen, in denen Depressionen auftreten, unterscheiden sich bei Männern und Frauen. Frauen sind häufiger nach der Geburt eines Kindes und in den Wechseljahren, wenn die Östrogenproduktion relativ gering ist, von Depressionen betroffen. Männer leiden häufiger in der letzten Lebensphase an Depressionen, insbesondere nach dem Tod ihrer Partnerin. Frauen unternehmen mehr Suizidversuche als Männer, aber mehr Männer als Frauen sterben an einem Suizidversuch, weil sie gewaltsamere und daher tödlichere Methoden wählen.

Angststörungen, Depressionen und Anorexie werden mit traumatischen Erfahrungen in der Kindheit in Verbindung gebracht. Vor allem in den ersten sechs Jahren, wenn das Gehirn besonders viele Verbindungen herstellt, sind Kinder sehr verletzbar. Eine traumatische Erfahrung in diesen ersten sechs Lebensjahren hinterlässt Spuren in ihrer Fähigkeit, Vertrauen zu ihren Mitmenschen zu entwickeln, aber auch in ihrem Stresssystem, ihrem Immunsystem und im Gehirn. Wir haben gesehen, dass ein Kindheitstrauma sowohl bei Mädchen als auch bei Jungen Narben hinterlässt, diese Narben jedoch zu unterschiedlichen Anfälligkeiten führen. Vor allem bei Mädchen steigt das Risiko, an Anorexie, Depressionen und Angststörungen, also den sogenannten internalisierenden Störungen, zu erkranken.

Die Alzheimer-Krankheit

Diese Form der Demenz beginnt oft mit Gedächtnisproblemen (Wer war gestern nochmal zu Besuch?), Sprachproblemen (Wie heißt dieses Ding nochmal?), Orientierungsproblemen (Der Supermarkt war doch immer hier?) und Schwierigkeiten bei komplexen Aufgaben wie der Bedienung eines Mobiltelefons oder dem Ausfüllen der elektronischen Steuererklärung. Mit dem Alter wächst das Risiko, an Demenz zu erkranken. Bei der Alzheimer-Krankheit kommt es zu charakteristischen Eiweißablagerungen, sowohl zwischen wie auch in den Gehirnzellen. Außerdem nimmt die Zahl der Synapsen, der Kontaktstellen zwischen den Nervenzellen, ab. Das letztgenannte Merkmal geht mit einer Minderung des Denkvermögens einher. Die Ablagerung von Proteinen aktiviert das Immunsystem. Einerseits ist das nützlich, weil die Mikrogliazellen diese Proteinablagerungen beseitigen können. Andererseits führt die Immunaktivierung gerade zu einer zusätzlichen Schädigung des Gehirns. Bei einem sehr aktiven Immunsystem nimmt die Alzheimerkrankheit daher einen ungünstigeren Verlauf.

Die meisten Menschen, die eine Demenz entwickeln, sind älter. Bei ihnen liegt in der Regel eine Mischung aus Alzheimer und Gefäßschädigungen (beispielsweise einem Schlaganfall oder einer Schädigung der kleinen Blutgefäße im Gehirn) vor. In der Praxis spricht man dennoch oft von Alzheimer-Demenz.

Frauen tragen ein höheres Risiko, Alzheimer zu entwickeln. Bei einem Mann über fünfundsechzig liegt die Wahrscheinlichkeit, an Alzheimer zu erkranken, bei 6, bei einer Frau im gleichen Alter bei 12 Prozent. Das Risiko, an Demenz zu erkranken (nicht nur an Alzheimer, sondern an irgendeiner Form von Demenz), liegt bei Männern bei 10 und bei Frauen bei 19 Prozent.

Außerdem verschlechtert sich bei Frauen der Zustand bei einer Alzheimer-Erkrankung im Durchschnitt schneller als bei Männern. Sie werden eher pflegebedürftig, und im Gehirn sind schwerere Schädigungen erkennbar. Wir glauben, dass das aktivere Immunsystem der Frauen dazu beiträgt. Die Mikroglia greifen die Plaques und Fibrillen aggressiv an, was zu weiteren Schäden an den Nervenzellen und ihren Verbindungen führt.

Multiple Sklerose (MS)

Multiple Sklerose beginnt in der Regel mit einem sogenannten Schub, einem plötzlichen neurologischen Ausfall, bei dem beispielsweise ein Bein nicht mehr tut, was man will, oder ein Auge nichts mehr sieht. Nach einem solchen Schub erholt sich der Betroffene in der Regel wieder, und die Symptome verschwinden oft innerhalb einer Woche. Aber nach einer Weile kommt es erneut zu einem Schub. Manchmal mit denselben, manchmal mit anderen Ausfallerscheinungen. Darüber hinaus leiden die meisten MS-Patienten unter Müdigkeit und Denkstörungen. Es gibt auch eine Form von MS, bei der es zwischen den Schüben keine Phasen der Besserung gibt: die primär progrediente Form.

MS setzt meistens im Alter von etwa dreißig Jahren ein und betrifft Frauen fast doppelt so häufig wie Männer. Frauen leiden häufiger unter der klassischen Form von MS, die mit Schuppenflechte einhergeht, und zeigen eine stärkere Immunaktivierung. Hier wirkt sich das aktivere Immunsystem der Frauen zu ihren Ungunsten aus. Bei MS kommt es zu einer heftigen Entzündungsreaktion im Gehirn. Das Immunsystem wendet sich gegen das Myelin, die weiße isolierende Schicht, die die langen Nervenausläufer umhüllt. Wir glauben, dass diese Immunreaktion durch eine Schädigung der weißen Substanz verursacht wird, aber die Form und Ursache dieser Schädigung ist noch nicht geklärt. Der Immunangriff führt zur Bildung von Plaques, die auf einem MRT-Scan zu sehen sind.

Die Behandlung von MS besteht in der gezielten Unterdrückung bestimmter Teile des Immunsystems, was bei vielen Menschen zu guten Ergebnissen führt. Gerade bei dieser Erkrankung haben sich die Behandlungsmöglichkeiten in den letzten zehn Jahren enorm verbessert, und damit auch die Prognose.

Sind Männer besser dran? Nicht wirklich. Männer haben ihre eigenen Anfälligkeiten für andere Hirnerkrankungen. Im Folgenden sind die Hirnstörungen aufgeführt, von denen Männer häufiger oder stärker betroffen sind.

Autismus

Autismus-Spektrum-Störungen sind eine breit gefächerte Diagnose, die sehr leichte, aber auch schwere Fälle umfasst. Nach allem, was wir wissen, besteht Autismus bereits bei der Geburt. Schon im ersten Lebensjahr fällt meistens auf, dass ein Baby weniger Kontakt aufnimmt; es kommt selten zu Augenkontakt, und das Kind lächelt vertraute Gesichter nicht an. Als nächstes fällt auf, dass die Sprachentwicklung oft deutlich verzögert ist. Manche Kinder mit Autismus lernen nie sprechen. Ein Großteil von ihnen hat Lernprobleme. Auch die motorische Entwicklung kann gestört sein: Manche Kinder laufen auf den Zehen statt auf der ganzen Fußsohle. Wenn sie sich aufregen, machen sie mit ihren Armen und Händen Flatterbewegungen. Viele Kinder mit Autismus wiederholen bestimmte Bewegungen häufig, sie schaukeln beispielsweise mit dem Oberkörper vor und zurück oder schlagen den Kopf auf die Matratze.

Autistische Kinder können sich nicht so gut in andere Menschen hineinversetzen. Sie können die Emotionen ihres Gegenübers nicht so gut «lesen». Daher kommt eine wütende oder eine andere heftige Reaktion anderer Menschen für sie aus heiterem Himmel. Sie bemerken nicht, wenn sich bei ihrem Gegenüber Verärgerung aufbaut. Für sie sind andere daher unvorhersehbar, und das, wo doch gerade Kinder mit Autismus ein ausgeprägtes Bedürfnis nach Vorhersehbarkeit haben. Sie brauchen feste Zeitpläne, Routinen und die gleichbleibende vertraute Umgebung. Wohnungswechsel, ein Wechsel der Klasse oder des Lehrers sind für sie schwierig. Für sie ist es schon unangenehm, wenn sie gezwungen sind, einen anderen Weg von der Schule nach Hause zu nehmen.

Autismus tritt bei Jungen viermal häufiger auf als bei Mädchen. Die schweren, mit Sprach- und Verhaltensstörungen einhergehenden Formen kommen sogar zehnmal häufiger vor. Auch die Symptome von Autismus sind bei Mädchen etwas anders als bei Jungen. Jungen sind oft extrem unruhig, Mädchen häufiger ängstlich oder niedergeschlagen. Es heißt, Mädchen mit Autismus könnten ihre Störung besser verbergen, zum Beispiel indem sie diese durch intensives Gestikulieren kompensieren. Mädchen mit Autismus haben häufiger als Jungen weitere Stimmungsstörungen. Das macht es schwieriger, Fälle von weiblichem Autismus zu erkennen, was dazu führen kann, dass bei Mädchen eine Fehldiagnose gestellt wird.

In den neunziger Jahren gab es eine populäre Theorie, wonach Autismus als «übersteigerte Form eines männlichen Gehirns» angesehen wurde. Manche Kinder mit Autismus haben in der Tat einen sehr großen Kopf, weil irgendetwas bei der Entsorgung der wenig beanspruchten Verbindungen nicht richtig funktioniert. Auch die Tatsache, dass es Kindern mit Autismus schwerfällt, Emotionen zu erkennen, gemahnt an die Unterschiede zwischen Männern und Frauen. Denn diese Fähigkeit beherrschen Männer durchschnittlich weniger gut als Frauen. Die Theorie besagt zudem, dass Kinder mit Autismus in der Gebärmutter einem außergewöhnlich hohen Testosteronspiegel ausgesetzt waren.

Ich glaube nicht an diese Theorie. Auffallend ist, dass autistische Männer und Jungen oft gerade etwas weniger «männlich» sind: Ihre Stimmen sind relativ hoch, der Bartwuchs ist schütter oder setzt erst später ein, und auch der Körperbau lässt eher einen niedrigen Testosteronspiegel vermuten, zumindest im jungen Erwachsenenalter. Ich wüsste nicht, welcher Faktor pränatal einen hohen Testosteronspiegel und postnatal einen niedrigen Testosteronspiegel verursachen könnte.

Interessanterweise sind die Geschlechterrollen sowohl bei Männern als auch bei Frauen mit Autismus weniger stark ausgeprägt. Häufiger als Menschen ohne diese Störung zeigen sie kein typisch männliches oder weibliches Verhalten. Dies könnte mit den Sexualhormonen zusammenhängen: Bei Menschen mit Autismus sind sie in etwas geringeren Mengen vorhanden. Was ebenfalls eine Rolle spielen könnte, ist die Tatsache, dass sie der Druck des sozialen Umfelds weniger stark beeinflusst.

ADHS

Eine zweite Störung, die schon im Kindesalter auftritt, ist ADHS, die Aufmerksamkeitsdefizit-Hyperaktivitätsstörung, bei der Kinder sehr aktiv, leicht ablenkbar und impulsiv sind. Dies kann sowohl zu Hause als auch in der Schule zu Verhaltensproblemen führen. Diese Störung tritt bei Jungen dreimal so oft auf wie bei Mädchen. Zudem sind Jungen von einer etwas anderen Form der Störung betroffen: Zusätzliche Symptome wie Aggression, kriminelles Verhalten und Drogenmissbrauch sind bei Jungen und Männern mit ADHS verbreiteter. In etwa der Hälfte aller Fälle verschwinden die Symptome mit dem Erwachsenwerden. Das Gehirn reift und die Impulskontrolle verbessert sich. Bei einem Teil der Jugendlichen mit ADHS genügt das, um ihre Verhaltensprobleme in den Griff zu kriegen. Gerade die schweren Formen dieser Störung und die Formen, die mit Kriminalität und Gewalttätigkeit einhergehen, bestehen im Erwachsenenalter aber öfter fort. Diese Formen manifestieren sich hauptsächlich bei Männern.

Die erbliche Veranlagung für ADHS resultiert bei Männern und Frauen aus den gleichen Genen. Die Tatsache, dass Frauen ein zusätzliches X-Chromosom haben, trägt wahrscheinlich nicht zu ihrem Schutz vor ADHS bei. Wenn Frauen (und Mädchen) ADHS entwickeln, haben sie im Durchschnitt eine größere genetische Veranlagung dazu, das heißt, sie haben viele Gene, die das Risiko für ADHS erhöhen. Während Jungen auch schon mit einer geringen oder mittleren erblichen Veranlagung ADHS entwickeln, ist dies bei Mädchen nicht der Fall.

Dieser Schutz ist wahrscheinlich darauf zurückzuführen, dass Mädchen und Frauen weniger impulsiv sind und ihre Gehirnreifung derjenigen der Jungen ein paar Jahre voraus ist. Dabei spielen die Sexualhormone eine große Rolle. Traumatische Erlebnisse in der Kindheit führen bei Jungen eher zu externalisierenden Störungen wie ADHS.

Schizophrenie

Schizophrenie-Spektrum-Störungen, die sich in Psychosen äußern, treten bei etwa 3 Prozent der Bevölkerung auf. Eine solche Psychose kann entweder einmalig sein oder immer wiederkehren. Letzteres ist meistens der Fall. Während einer Psychose kommt es zu Halluzinationen (man sieht, hört, riecht oder fühlt Dinge, die nicht real sind) und Wahnvorstellungen (beharrlichen Überzeugungen, die nicht der Wahrheit entsprechen), beispielsweise dem Wahn, verfolgt oder vergiftet zu werden. Während einer Psychose kann das Verhalten so wirr sein, dass wir von einer Desorganisation sprechen. Auch die Sprache kann in Verwirrung geraten, manchmal so sehr, dass sie keinen Sinn mehr ergibt. Hinzu kommen Probleme mit der Konzentration, dem Denkvermögen und dem Sozialverhalten. Zu den negativen Symptomen gehören mangelnde Initiative und Energie, Wortkargheit und mangelnde körperliche Hygiene.

Die Wahrscheinlichkeit, eine Schizophrenie-Spektrum-Störung zu entwickeln, ist bei Männern (etwa 60 Prozent) größer als bei Frauen. Auffallend ist, dass Männer in der Regel vor dem 30. Lebensjahr an Schizophrenie erkranken, während das Risiko bei Frauen bis zum 60. Lebensjahr gleichbleibt. Die Entwicklung einer Schizophrenie in jungen Jahren (vor dem achtzehnten Lebensjahr) ist typisch für Jungen, während die sehr spät einsetzende Schizophrenie (die sogenannte Late-Onset Schizophrenia oder Spätschizophrenie) eher bei Frauen auftritt.

Auch die auslösenden Faktoren sind unterschiedlich. Früher Drogenmissbrauch, besonders von Cannabis, gilt für Männer als starker Risikofaktor, der bei Mädchen nun einmal deutlich seltener vorkommt. Traumatische Ereignisse in der Kindheit sind für Frauen ein bedeutender Auslöser.

Männer zeigen bei Schizophrenie eher einen Mangel an Initiative und ein negatives Sozialverhalten als Frauen. Frauen haben auffallend oft zusätzliche depressive Symptome. Meines Erachtens ist das Leiden von Frauen an dieser Störung noch gravierender, weil ihnen die emotionale Abstumpfung fehlt, die mit Schizophrenie gewöhnlich einhergeht.

Als ich in Utrecht in der Poliklinik für «Stimmenhören» arbeitete, habe ich viele Frauen behandelt, die Stimmen hörten, manchmal den ganzen Tag hindurch. Diese Stimmen sagten hässliche Dinge: «Du bist schlecht», «Du solltest sterben», «Ritz dich». Oftmals hatten diese Frauen etwas Schreckliches erlebt. Ihr Selbstbild war sehr negativ. Wir haben ihnen beigebracht, die Stimmen zu ignorieren und sich nicht mehr zu ritzen. Ihnen beim Aufbau eines positiven Selbstbildes zu helfen, war nicht leicht, denn die Stimmen flüsterten ihnen ständig das Gegenteil ein. Dieses Symptombild zeigt sich auch bei Männern, tritt bei Frauen aber viel häufiger auf. Ob Frauen tatsächlich seltener an Schizophrenie erkranken oder die weibliche Form der Schizophrenie weniger gut erkannt wird und die Frauen daher eine andere Diagnose erhalten, ist umstritten. Schlägt man in einem Lehrbuch nach, was Schizophrenie ausmacht, erfährt man etwas über die männliche Variante, die sich in Abgestumpftheit, negativem Sozialverhalten und mangelnder Initiative äußert. Die weibliche Form, die mit depressiven Symptomen, Selbstverletzung und schwerem Leiden einhergeht, wird in der Regel anders diagnostiziert, nämlich als Borderline-Persönlichkeitsstörung, dissoziative Störung oder psychotische Depression. Die Tatsache, dass Frauen ihre erste Psychose manchmal erst in höherem Lebensalter erleben, macht es noch schwieriger, die richtige Diagnose zu stellen. Frauen, bei denen eine Borderline-Persönlichkeitsstörung diagnostiziert wird, erhalten nicht immer eine angemessene Behandlung für ihre psychotischen Symptome.

Östrogen hat mit ziemlicher Sicherheit eine Schutzwirkung vor Schizophrenie und im Besonderen vor der Apathie, die damit oft einhergeht. Frauen mit Schizophrenie sind besonders anfällig für eine Psychose, wenn der Östrogenspiegel niedrig ist, also nach der Geburt eines Kindes, während der Menstruation und nach der Menopause. Die Stimulierung des Östrogenrezeptors, beispielsweise mit einer östrogenreichen Antibabypille oder mit Raloxifen (einem Medikament, das den Östrogenrezeptor stimuliert), kann Frauen mit einer psychotischen Störung helfen, besser zurechtzukommen, birgt aber auch ein zusätzliches Thromboserisiko in sich.

Meiner Ansicht nach brauchen Frauen mit einer psychotischen Störung auch eine andere Behandlung als Männer. Man sollte den Kindheitstraumata und den zusätzlich auftretenden Depressionen mehr Aufmerksamkeit widmen. Außerdem fragt sich, ob die Antipsychotika, die bei Männern am besten wirken, auch für Frauen optimal sind. Ich kenne die Antwort auf diese Frage eigentlich schon: Nein, keineswegs. Frauen benötigen eine geringere Dosierung einiger Medikamente. Und sie sind empfindlicher für die Nebenwirkungen eines erhöhten Prolaktinspiegels, der bei ihnen eine Östrogenhemmung zur Folge hat.

Das Tourette-Syndrom

Das Gilles de la Tourette-Syndrom ist eine Störung, die in der Kindheit mit Ticks beginnt. Dabei kann es sich um kleine Bewegungen handeln, wie ein Blinzeln, ein Anheben der Schultern, ein Räuspern oder ungewollte Lautäußerungen. Die Ticks sind schwer unter Kontrolle zu bekommen. Oft hat ein Kind einige Wochen oder Monate lang denselben Tick, der dann wieder verschwindet und durch einen anderen ersetzt wird. Verbale Ticks, wie das Herausschreien von Schimpfwörtern, sind charakteristisch, aber glücklicherweise selten. Neben dem Auftreten von Ticks ist auch die motorische Entwicklung oft etwas verzögert. Kinder mit dem Tourette-Syndrom haben oft Schwierigkeiten, richtig schreiben zu lernen. Sie neigen auch eher zu Wutanfällen und leiden in der Regel noch an anderen Störungen wie ADHS, Autismus oder einer Zwangsstörung.

Ungefähr 1 Prozent der Kinder leiden an dem Tourette-Syndrom. Die meisten von ihnen sind Jungen; Tourette kommt bei Jungen viermal häufiger vor als bei Mädchen. Außerdem setzt die Störung bei

Jungen früher ein, und die Symptome sind oft gravierender. Wutanfälle und Verhaltensauffälligkeiten (oft infolge von ADHS als Begleiterkrankung) treten bei Jungen vermehrt auf. Eine Psychotherapie kann helfen, die Ticks so unter Kontrolle zu bringen, dass die Kinder sie in bestimmten Momenten unterdrücken können. So zum Beispiel während des Unterrichts, was umso wichtiger ist, als Ticks typischerweise etwas sind, weswegen Kinder schnell gemobbt werden, und sich Mobbing sehr negativ auf die Entwicklung auswirkt, vor allem bei einem verletzlichen Kind mit einem Tourette-Syndrom. Manchmal werden auch Antipsychotika eingesetzt, um die Ticks zu unterdrücken. Bei Kindern, die die Pubertät noch vor sich haben, ist die Verwendung von Antipsychotika allerdings nicht unproblematisch, da sie einen erheblichen Einfluss auf die Hormone haben, besonders auf das in der Hypophyse gebildete Prolaktin, das das Brustwachstum und die Milchproduktion stimuliert.

Etwa die Hälfte der Kinder mit Tourette-Syndrom kommt mit zunehmendem Alter darüber hinweg und leidet im Erwachsenenalter kaum noch unter Ticks. Bei der anderen Hälfte bleiben die Ticks auch im Erwachsenenalter in störender Weise erhalten, aber die Intensität nimmt in der Regel ab.

Die Parkinson-Krankheit

Parkinson geht sowohl mit motorischen als auch mit nichtmotorischen Symptomen einher. Die motorischen Symptome sind allseits bekannt: Schwierigkeiten, eine Bewegung zu beginnen und auszuführen, Steifheit der Gliedmaßen, reduzierte Mimik, eine leise, monotone Stimme und manchmal zitternde Hände oder Beine. Die nichtmotorischen Symptome sind weniger bekannt, können aber ebenso beeinträchtigend sein. Außerdem machen sie sich oft früher als die motorischen Symptome bemerkbar. Verstopfung aufgrund einer verlangsamten Darmfunktion ist ein solches nichtmotorisches Symptom, das sehr häufig vorkommt. Menschen mit Parkinson wird auch leicht schwindelig, da die automatische Regulierung von Blutdruck und Herzfrequenz durch den Hypothalamus nicht mehr so gut funktioniert. Sie schlafen unruhiger, manchmal so unruhig, dass ihr Partner sich dadurch gestört fühlt. Die Krankheit ist auch mit Schmerzen verbunden: ein starkes Engegefühl im Hals oder in der Bauchgegend. Die Haut wird fettig, weil zu viel Talg produziert wird. Manchmal fällt das Schlucken schwer, und es läuft Speichel aus dem Mund. Müdigkeit ist die Regel und geht oft mit Apathie einher: einer mangelnden Motivation, etwas zu unternehmen. Auch Niedergeschlagenheit und Halluzinationen treten häufig auf.

Bei Parkinson wird zu wenig Dopamin produziert, wodurch die Bewegungen viel träger werden und an Geschmeidigkeit verlieren. Auch ein anderer Botenstoff, Acetylcholin, wird schon früh vermindert. Infolgedessen haben die Patienten mehr Schwierigkeiten, sich auf eine Aufgabe zu konzentrieren, und sind anfällig für Halluzinationen. In dem Gehirn von Parkinsonpatienten wurden bei Autopsien Ablagerungen eines Proteins (Alpha-Synuclein) festgestellt. In den frühen Stadien einer Parkinsonerkrankung sind diese Eiweißablagerungen nur in den unteren Teilen des Gehirns (im Hirnstamm und in den subkortikalen Bereichen) zu finden, sie verlagern sich aber allmählich in das Großhirn. Bei Menschen mit Parkinson im Endstadium findet sich das Protein im gesamten Gehirn. Diese Ablagerungen beeinträchtigen die Denkfähigkeit, und Menschen, die schon lange an Parkinson leiden, entwickeln dann auch häufig eine Demenz. Es handelt sich dabei um einen anderen Typ von Demenz als bei Alzheimer, mit einer sehr variablen Symptomatik, bei der es mitunter auch zu klaren Momenten kommen kann.

Parkinson ist nach Demenz die zweithäufigste neurodegenerative Störung. Etwa 2 Prozent der über Fünfundsechzigjährigen leiden daran, und von den über Fünfundachtzigjährigen sind sogar 5 Prozent betroffen. Außerdem nimmt die Häufigkeit der Parkinson-Krankheit heute zu. Wir vermuten, dass die zunehmende Umweltverschmutzung dabei eine Rolle spielt. Schlechte Luftqualität an verkehrsreichen Orten erhöht das Risiko, an Parkinson zu erkranken, wenn auch in geringfügigem Maß.

Männer erkranken doppelt so häufig an Parkinson wie Frauen, und sie erkranken im Durchschnitt auch etwas früher daran. Hinzu kommt, dass bei Männern die Parkinson-Krankheit im Durchschnitt auch etwas schneller fortschreitet als bei Frauen. Es gibt zwei offensichtliche Gründe, warum diese Krankheit Männer so hart trifft. Erstens wirkt sich Östrogen schützend auf Dopamin-Neuronen aus. Dieses Hormon sorgt nämlich dafür, dass die Dopamin produzierenden Nervenzellen nicht so hart arbeiten müssen, wodurch sie bei Frauen später absterben. Außerdem kommen mehr Männer als Frauen berufsbedingt mit giftigen Substanzen wie Farben und Agrargiften in Kontakt. Viele Pestizide, wie etwa Rotenon, sind giftig für Nervenzellen, wobei Dopamin produzierende Zellen besonders empfindlich auf solche Substanzen reagieren. Auch Frauen, die beispielsweise in einem Landwirtschaftsbetrieb leben oder arbeiten, in dem solche Pestizide eingesetzt werden, haben ein erhöhtes Risiko, an Parkinson zu erkranken.

Amyotrophe Lateralsklerose (ALS)

ALS ist eine schwere neurodegenerative Erkrankung, die glücklicherweise viel seltener als Parkinson und Alzheimer vorkommt. Sie beginnt oft mit Muskelschwäche in den Armen oder Beinen. Diese Muskeln werden dünner und zeigen manchmal ein charakteristisches Zittern (Faszikulationen). Die Erkrankung kann auch mit einem Nachlassen der Muskelkraft im Mund- und Rachenraum beginnen, was zu Problemen beim Sprechen und Schlucken führt.

Wie Parkinson und Alzheimer steht auch ALS mit einem Protein im Gehirn in Zusammenhang, das nicht richtig abgebaut wird. Obwohl die Muskelschwäche meistens am auffälligsten ist, sind nicht nur die Nerven betroffen, die die Muskeln steuern, sondern auch die Nerven im Gehirn, was zu Schwierigkeiten beim Denken führen kann. Leider schreitet ALS schnell fort. Der berühmteste ALS-Patient, Stephen Hawking, hat zwar fünfzig Jahre lang mit der Krankheit gelebt, doch normalerweise beträgt die Überlebenszeit weniger als fünf Jahre. Das ist auf die Risiken des häufigen Verschluckens und der zunehmenden Schwäche der Atemmuskulatur zurückzuführen.

Die Wahrscheinlichkeit, an ALS zu erkranken, ist bei Männern fast doppelt so hoch wie bei Frauen. Zudem erkranken Männer durchschnittlich früher. Während die Symptome bei Männern häufig mit einer Schwäche der Beinmuskulatur einsetzen, leiden Frauen anfangs oft unter Schluckbeschwerden und Sprechstörungen.

Der Mechanismus, der hinter diesem großen geschlechtsspezifischen Unterschied in Bezug auf Prävalenz, Erkrankungsalter und Symptome von ALS steht, ist noch nicht aufgeschlüsselt, aber es gibt doch einige Hinweise. Forschungen an Ratten konnten zeigen, dass ein Gen, das die Energieversorgung der Zelle regelt, einen großen Einfluss auf die durchschnittliche Überlebenszeit von männlichen Tieren mit ALS hat. Bei weiblichen Tieren war das nicht der Fall. Ein bestimmtes Protein, das SOD1, ist für eine familiäre Form von ALS verantwortlich. Dieses Protein fängt Sauerstoffradikale ab, die in den Mitochondrien bei der Verbrennung von Glukose entstehen. Männer mit ALS hatten mehr SOD1 in der Gehirnflüssigkeit als Frauen mit ALS. Vielleicht hängen diese geschlechtsspezifischen Unterschiede mit der Funktionsweise der Mitochondrien, der Energiefabriken der Zelle, zusammen. Sie haben sich evolutionär perfekt entwickelt, um die weiblichen Zellen zu unterstützen. Dadurch verfügen Frauen über eine etwas effizientere Glukoseverbrennung, bei der weniger gefährliche Nebenprodukte entstehen.

Ich könnte diese Übersicht noch weiterführen. Auch bei anderen Krankheiten wie Herz-Kreislauf-Erkrankungen, Krebs, Asthma, Infektionskrankheiten und Darmerkrankungen gibt es deutliche Unterschiede zwischen den Geschlechtern. In diesem Kapitel beschränke ich mich jedoch auf Hirnerkrankungen.

Wir haben gesehen, dass Frauen häufig mehr internalisierende Symptome entwickeln – Angst, Depression, ein geringes Selbstwertgefühl, Suizidgedanken –, während Männer mehr externalisierende Symptome aufweisen – Aggression, Drogenmissbrauch, fehlende Impulskontrolle und kriminelles Verhalten. Dies hängt mit den Unterschieden in der Persönlichkeit zusammen: Frauen neigen stärker zu Neurotizismus, Männer stärker zu Impulsivität.

Ein wesentlicher Faktor hierbei ist, dass das aktive Immunsystem von Frauen bei einigen Krankheiten wie Alzheimer und MS die Symptome noch zusätzlich verstärkt.

Einige Hirnerkrankungen haben eine «typisch männliche» und eine «typisch weibliche» Erscheinungsform. Wir haben dies bei Autismus, Schizophrenie und ALS gesehen. In den Lehrbüchern wird in der Regel nur die männliche Form beschrieben, was dazu führt, dass viele Störungen bei Frauen erst später oder manchmal überhaupt nicht erkannt werden. Erfreulicherweise widmet man diesem Thema in den letzten Jahren mehr und mehr Aufmerksamkeit. Eine verfehlte oder verspätete Diagnose bedeutet, dass die passende Behandlung erst später eingeleitet wird, was sich natürlich nachteilig auf deren Verlauf auswirkt.

Die Unterschiede in Bezug auf das Auftreten, das Erkrankungsalter, den Schweregrad und die Ausprägung einer Hirnstörung sind unter den Klinikern bekannt. Dennoch gibt es (noch) keine gesonderten Behandlungsempfehlungen für Frauen. Daran wird jedoch gearbeitet, und ich hoffe, dass in den nächsten Jahren spezielle Behandlungsprotokolle für Frauen entwickelt werden.

Außerdem wird in der Praxis auf die Zeit mit niedrigem Östrogenspiegel nach den Wechseljahren, die alle Frauen irgendwann erleben, nur selten antizipiert. Frauen mit Schizophrenie wird beispielsweise selten rechtzeitig vor der Menopause eine Hormonsubstitutionstherapie angeboten, obwohl sich ihre Symptome nach der Menopause oft verschlimmern. Andererseits ist es nicht der Fall, dass eine Hormontherapie bei allen Frauen das Risiko einer Hirnerkrankung verringern würde. Bei der Behandlung von Frauen mit Hirnstörungen ist es also nicht bloß damit getan, den Östrogenspiegel permanent hochzuhalten, es geht vielmehr darum, die Vor- und Nachteile einer Hormontherapie sorgfältig abzuwägen. Und vor allem darum, rechtzeitig damit zu beginnen.

Frauen wiegen weniger, ihr Magen entleert sich langsamer, die Leberenzyme, die Medikamente abbauen, sind in anderer Weise aktiv, und sie scheiden Abbauprodukte über die Nieren weniger schnell aus. Zudem sind die Rezeptoren vieler Botenstoffe im Gehirn von Frauen dünner gesät als bei Männern. Es ist daher nur logisch, dass Frauen von fast jedem Medikament eine andere Dosis einnehmen sollten als Männer. Allerdings benötigen Frauen auch nicht standardmäßig einfach etwa zwei Drittel der männlichen Dosis. Um es noch komplizierter zu machen: Frauen haben von manchen Leberenzymen etwas mehr, so dass sie bestimmte Medikamente gerade schneller abbauen. Außerdem haben sie im Durchschnitt mehr Fettgewebe, das manche Medikamente gut speichern kann. Wenn sich ein Großteil der Medikamente über dieses Fettgewebe verteilt, steht weniger für das Gehirn zur Verfügung. Frauen haben also in jedem Falle ein Anrecht auf eine eigene Dosierung. Ich hoffe und erwarte, dass wir binnen kurzem in der Lage sein werden, viele Medikamente alters- und geschlechtsspezifisch zu dosieren.

14

Das Geheimnis wird gelüftet

Mittlerweile dürfte es deutlich geworden sein: Das weibliche Gehirn ist entschieden anders als das männliche. Ob uns das nun gefällt oder nicht – so ist es nun einmal, und wir müssen damit umgehen. Simone de Beauvoir, die einmal sagte, dass man nicht als Frau geboren, sondern von der Gesellschaft zur Frau gemacht werde, lag ganz richtig damit, dass die Gesellschaft Männer und Frauen von klein auf unterschiedlich behandelt. Aber sie lag falsch mit ihrer Ansicht, dass wir geschlechtsneutral geboren würden.

Der menschliche Embryo ist bis zum Alter von etwa sechs Wochen geschlechtsneutral; danach werden unter dem Einfluss des Sry-Gens Hoden gebildet oder nicht, und ab der zehnten Woche wird Testosteron produziert oder nicht. Schon von diesem frühen Stadium an entwickelt sich der Mensch (ohne Testosteron) in eine weibliche oder (mit Testosteron) in eine männliche Richtung. Zunächst sind die Geschlechtsorgane betroffen, kurz darauf aber auch das Gehirn. Diese frühe Hirnentwicklung wirkt sich dauerhaft auf die Größe des Gehirns und die Anzahl der Zellen in diesem Organ aus, aber auch auf das Denkvermögen, die Persönlichkeit, die Interessen und die Genderidentität. Wir haben gesehen, dass die geschlechtliche Entwicklung des Gehirns später stattfindet als die Entwicklung des übrigen Körpers und zusätzliche Schritte erfordert. Daher ist die Genderidentität nicht strikt an die Entwicklung der Geschlechtsorgane gebunden, was bedeutet, dass sich unterschiedliche Kombinationen von äußeren Geschlechtsmerkmalen, Genderidentität und sexuellen Präferenzen ergeben können.

Bereits bei der Geburt haben Mädchen kleinere Gehirne und weniger Gehirnzellen. In der Pubertät vergrößert sich der Unterschied noch stark. Im Durchschnitt haben erwachsene Frauen 11 Prozent weniger Gehirnvolumen und 17 Prozent weniger Nervenzellen in der Hirnrinde als Männer. Selbst Frauen, die genauso groß sind wie Männer, haben etwa 100 Gramm weniger Gehirngewicht. Und das ist eine ganze Menge.

Ich forsche zu Gehirnerkrankungen wie Schizophrenie und Parkinson. Bei diesen Erkrankungen kommt es zu einer Verringerung des Volumens und des Gewichts des Gehirns. Das gibt uns einigen Anlass zur Sorge, denn dieser Volumenverlust geht Hand in Hand mit einer spürbaren Abnahme der geistigen Fähigkeiten. Bei Patienten mit Schizophrenie beträgt der Volumenverlust durchschnittlich 1 bis 2 Prozent im Vergleich zu gesunden Menschen; das entspricht etwa 20 Gramm. In diesem Licht betrachtet, sind die erheblichen Unterschiede in Gewicht, Volumen und Zahl der Zellen im Großhirn von Frauen im Vergleich zu Männern (sie liegen jeweils bei über 10 Prozent) umso schockierender. Um es mit einer Computeranalogie auszudrücken: Frauen verfügen über 17 Prozent weniger Transistoren in der CPU, der zentralen Prozesseinheit. Man stelle sich vor, was das in Bezug auf die Leistungsfähigkeit eines Laptops ausmacht.

Wie kommen Frauen mit diesem kleineren Gehirn zurande? Haben sie vielleicht mehr Zellen im Kleinhirn (dem Zerebellum)? Möglich wäre es, aber das wurde noch nie richtig gemessen. Dass bei Frauen die Lateralisation des Gehirns weniger stark ist, sie also mehr Sprachfunktionen in der rechten (nicht dominanten) Hirnhälfte hätten als Männer, ist eine schöne Theorie, für die es aber keinen schlüssigen Beweis gibt.

Die Architektur des Gehirngewebes ist jedoch anders: Frauen haben zwar weniger Gehirnzellen, dafür stellt aber jede Zelle mehr Verbindungen zu anderen Nervenzellen her. Dadurch entsteht ein verbindungsreiches Netzwerk, das der männlichen Hardware, die über mehr Zellen verfügt, in nichts nachsteht. Außerdem sind die Zellschichten des Gehirns bei Frauen stärker gefaltet, so dass in ihren kleineren Kopf dennoch viele Schichten hineinpassen. Zudem verfügt das weibliche Gehirn über einen höheren Stoffwechsel pro Kubikzentimeter als das männliche Gehirn. Ein höherer Stoffwechsel bedeutet mehr Aktivität. Dies ermöglichen die Mitochondrien, die Energiefabriken der Zelle, die seit Jahrmillionen in der weiblichen Linie weitergegeben werden und daher optimal an die Bedürfnisse der Frauen angepasst sind. Frauen haben gleichsam ein europäisches Auto unter der Schädeldecke, Männer hingegen einen amerikanischen Schlitten. Darüber hinaus gibt es Bereiche im Hypothalamus, die bei Männern und Frauen sehr unterschiedlich sind. Das ist nur logisch, denn diese Bereiche sind zum Teil für die Sexualfunktionen und die Fortpflanzung zuständig.

Trotz der erheblichen Unterschiede in der Größe des Gehirns und der Zahl der Gehirnzellen ist das Denkvermögen von Männern und Frauen annähernd gleich. Männer haben einen Vorteil beim räumlichen Vorstellungsvermögen, Frauen haben einen – etwas geringeren – Vorteil aufgrund ihrer höheren Sprechgeschwindigkeit. Frauen sind auch etwas besser darin, Emotionen zu erkennen, während Männer eine kürzere Reaktionszeit haben. All diese Unterschiede werden erst deutlich, wenn man größere Gruppen von Männern und Frauen (Gruppen mit 100 oder mehr Teilnehmern) miteinander vergleicht.

Dass das Denkvermögen von Frauen und Männern nahezu gleichwertig ist, lässt sich an verschiedenen Faktoren ablesen. So schneiden beide Geschlechter bei allgemeinen IQ-Messungen gleich gut ab. In den meisten Ländern, in denen Frauen den gleichen Bildungsstand haben wie Männer, wie etwa in Israel und China, erzielen beide Geschlechter bei Intelligenztests gleich gute Ergebnisse, jedenfalls ab dem fünfundzwanzigsten Lebensjahr. Davor sieht es allerdings anders aus. In den Niederlanden berichtete das Zentralamt für Statistik, dass die Abschlussnoten der Mädchen seit dem Schuljahr 2016/17 etwas besser ausfielen als die der Jungen. Es handelt sich hierbei um junge Menschen unter zwanzig, bei denen die Gehirnreifung noch nicht abgeschlossen ist.

Ein auffälliger Unterschied zwischen Mädchen und Jungen ist das Tempo der Gehirnreifung. Ab dem zehnten Lebensjahr schreitet die Gehirnreifung bei Mädchen schneller voran. Bis zum jungen Erwachsenenalter haben die Mädchen durchschnittlich einen Vorsprung von zwei Jahren vor den Jungen. Das ist viel, auf den weiterführenden Schulen macht es einen erheblichen Unterschied aus. Mädchen sind im Durchschnitt besser organisiert, haben ihre Impulse besser unter Kontrolle und können besser planen. Das spiegelt sich in den Zensuren wider: Mädchen schließen häufiger die Schule ab und entscheiden sich häufiger für eine höhere Ausbildung als Jungen.

Die Reifung des Gehirns wird von den Sexualhormonen, von Östrogen und Testosteron, beeinflusst. Da Mädchen früher in die Pubertät kommen, setzt bei ihnen auch der Reifungsprozess früher ein. Die Sexualhormone nehmen beträchtlichen Einfluss auf die Entwicklung eines Menschen. Jugendliche in der Pubertät und Frauen in den Wechseljahren können davon ein Lied singen. Hormone beeinflussen unser Immunsystem. Sie sorgen auch dafür, dass wir anders mit Stress umgehen. Diese Unterschiede im Hormon-, Stress- und Immunsystem finden ihren Niederschlag in der Wahrscheinlichkeit für eine Hirnerkrankung und ihrem mehr oder weniger guten Verlauf.

Frauen haben ein etwas aktiveres Immunsystem, wodurch sie sich schneller von einer schlimmen Infektion erholen. Der Nachteil dabei ist: Sie sind anfälliger für allergische Erkrankungen und Autoimmunkrankheiten. Bei Hirnerkrankungen kann diese heftigere Immunreaktion gerade ungünstig sein und Schaden anrichten. Andererseits wirkt sich Östrogen günstig auf das Abfangen von Schadstoffen aus, die bei der Verbrennung freigesetzt werden. Es hat zur Folge, dass die DNA, die Zellmembran und andere zelluläre Strukturen etwas weniger geschädigt werden. Östrogen hemmt die Produktion von Botenstoffen wie Serotonin, Noradrenalin und Dopamin. Testosteron regt die Produktion dieser Botenstoffe gerade an. Dementsprechend neigen Frauen eher zu Ängstlichkeit und Niedergeschlagenheit und Männer stärker zu Impulsivität, weshalb grenzüberschreitendes Verhalten bei Jungen und Männern häufiger vorkommt als bei Mädchen und Frauen. Testosteron löst noch eine Reihe anderer Verhaltensweisen aus: Es macht waghalsiger. Und es verstärkt bei Männern (und wohl auch bei Frauen je nach Testosteronmenge) den Wunsch nach sozialem Status. Männer sind eher als Frauen bereit, ein Risiko einzugehen, um einen höheren Status zu erreichen.

Von Menschen, die ihr Geschlecht angleichen wollen und sich dazu mit Hormonen des gewünschten Geschlechts behandeln lassen, können wir einiges lernen. Zunächst lernen wir, dass geschlechtsspezifische Merkmale veränderlich sind. Das geschlechtsspezifische Denkvermögen, aber auch die Persönlichkeit und die Impulskontrolle verändern sich bereits nach drei Monaten Hormontherapie in Richtung des neuen Geschlechts. Im Durchschnitt nimmt bei Frau-zu-Mann-Transgendern die Impulsivität etwas zu, während Mann-zu-Frau-Transgender neurotischer und weniger waghalsig werden.

Und damit kommen wir zur Persönlichkeit, einem Bereich, in dem die Unterschiede zwischen Männern und Frauen etwas größer sind als beim Denkvermögen. In der Regel sind Frauen etwas freundlicher, aber eben auch ein wenig neurotischer. Dieser Unterschied im Neurotizismus ist keineswegs subtil, er beträgt im Durchschnitt etwa 16 Prozent und macht Frauen anfälliger für krankhaftes Grübeln etwa bei Depressionen und Angststörungen.

Persönlichkeit ist teils erblich, teils hormonell bedingt, wird aber auch von der Umgebung geprägt. Die Genderrolle ist einer der wichtigsten Faktoren, die bestimmen, wie wir uns selbst verhalten und wie sich andere uns gegenüber verhalten. Von der Wiege bis zur Bahre ist das Verhalten von und gegenüber Frauen und Männern unterschiedlich. Dieses Verhalten trägt zur Identität und Entwicklung der Kinder bei, dazu, wie sie die Welt sehen, wie mit ihnen gesprochen wird, welche Chancen ihnen geboten werden, welche Reaktionen bestimmte Verhaltensweisen hervorrufen; es prägt ihre Hobbys, ihre Aktivitäten und ihr Spielverhalten. Auch in der heutigen Zeit zeigt uns die Fernsehwerbung noch eine Frau, die mit herrlich duftender Wäsche durch ihr Haus tanzt, und einen Mann, der genüsslich nun mehr Bier trinken kann, weil er in einem günstigeren Baumarkt eingekauft hat. Dies hat zur Folge, dass sich Jungen und Mädchen in ihrer Selbsteinschätzung, ihren Ambitionen, in der Wahl ihrer Spielzeuge, in ihrer Freizeitgestaltung, ihrem Medienkonsum und ihrer Lektüre stark unterscheiden. Die Familie ist der erste Ort, an dem Kindern das Konzept Gender vermittelt wird, darauf folgen Schule, (soziale) Medien und vor allem Gleichaltrige. Vom ersten Jahr an belohnen wir bei Jungen und Mädchen unterschiedliche Verhaltensweisen. Von Jungen wird erwartet, dass sie jungenhaft sind *(boys will be boys)*, und von Mädchen, dass sie mädchenhaft sind. Jungenspielzeug, besonders Computerspiele, fördert das räumliche Vorstellungsvermögen, während Mädchenspielzeug versorgende und pflegerische Aufgaben vorwegnimmt. In der weiterführenden Schule wird der Gruppendruck, dem Genderstereotyp eines Mädchens oder Jungen zu entsprechen, noch größer. Mädchenhafte Mädchen sind bei den Jungen besonders beliebt und umgekehrt.

Bis vor kurzem spielten auch die Schulen hierbei noch eine bedeutsame Rolle, wenn sie vor allem Jungen zu technischen und mathematischen Fächern rieten. Dies hat sich inzwischen geändert, und gegenwärtig werden genauso viele Mädchen wie Jungen in der Schule in

Mathematik unterrichtet. Die technische Ausbildung, im Sekundarbereich wie auch in der höheren Berufsbildung und an den technischen Hochschulen, ist immer noch stark gendertypisch orientiert, aber auch hier geht der Trend zu einem höheren Mädchen- beziehungsweise Frauenanteil.

Unsere Genderstereotype sind zwar dabei sich zu verändern, aber sie hinken ihrer Zeit immer noch beträchtlich hinterher. Um soziale Ablehnung zu vermeiden, aber auch, weil wir Gendermuster nun einmal verinnerlicht haben, neigen die meisten Menschen dazu, sich in ihrem Verhalten an diesen Stereotypen zu orientieren. Wir sehen uns nicht als Mensch, sondern als Mädchen oder Junge, als Mann oder Frau.

Doch Gender besteht nicht nur aus zwei Wahlmöglichkeiten: Mann oder Frau. Sexualhormone, Geschlechtschromosomen und Sozialisation sind keineswegs eins zu eins aneinander gebunden, es gibt vielerlei Möglichkeiten, sich teils weiblich, teils männlich und teils genderneutral zu entwickeln. Die Tatsache, dass der LGBTI*-Gemeinschaft immer mehr Raum und Aufmerksamkeit zuerkannt wird, sorgt für frischen Wind auf dem festgefügten Feld der Stereotype. Es gibt mehr zwischen Mann und Frau.

15

Wie gendergerecht oder -ungerecht ist unsere Gesellschaft?

Gewiss, bei bestimmten Tests lassen sich subtile Unterschiede zwischen den durchschnittlichen Leistungen von Männern und Frauen feststellen. Und das gilt auch in Bezug auf die Persönlichkeit. Aber es betrifft eben nur den Durchschnittswert, die Streuung innerhalb der Geschlechter ist groß. Es gibt genug Frauen, die aggressiv, ehrgeizig und unternehmungslustig sind, und nicht wenige Männer, die freundlich, risikoscheu und neurotisch sind. Die Überschneidungen sind eindeutig größer als die Unterschiede. Daher wäre es angebracht, Menschen beiderlei Geschlechts nach ihren individuellen Verdiensten zu beurteilen, und nicht nach ihrer Geschlechterrolle, mit der sie so unzureichend beschrieben werden.

Das ist in unserer Gesellschaft noch immer nicht selbstverständlich. Frauen, die einen Beruf oder eine Rolle anstreben, die als typisch männlich gilt, sehen sich zunächst mit einer gewissen Voreingenommenheit konfrontiert. Das Gleiche gilt für Männer, die eine Rolle oder einen Beruf anstreben, der als typisch weiblich gilt. Für Frauen ist es viel einfacher, mit ihren Vorgesetzten Arbeitszeitanpassungen zu vereinbaren, um ihren familiären Betreuungspflichten nachkommen zu können. In den Niederlanden erwarten wir von Männern, dass sie

Vollzeit arbeiten. Bei Frauen wird hingegen immer noch eher Teilzeitarbeit als normal angesehen. Nur ein Viertel der erwerbstätigen niederländischen Frauen hat eine Vollzeitstelle. In Deutschland sind es immerhin knapp über 50 Prozent. Als vollzeitbeschäftigte Frau werde ich oft von jüngeren Kollegen gefragt, wie ich es schaffe, Familie und Beruf unter einen Hut zu kriegen. Meinem Mann, der eine vergleichbare Stelle und genau dieselben Kinder hat, wird diese Frage nie gestellt.

Ein weiteres Stereotyp zeigt sich darin, dass Führungskräfte überwiegend männlich und vorzugsweise älter sind. Noch immer findet es nicht jeder prickelnd, unter der Leitung einer Frau zu stehen, auch nicht jede Frau.

Gegenwärtig unterscheiden sich unsere Wert- und Normvorstellungen in Bezug auf Frauen in einigen Aspekten noch wesentlich von den Vorstellungen in Bezug auf Männer. Das hat gewiss historische Grundlagen, ist aber in einer Zeit, in der Mädchen wie Jungen in den Genuss einer guten Ausbildung kommen können, nicht mehr zeitgemäß. Unsere Gesellschaft verändert sich, die Geschlechterstereotype womöglich auch, allerdings in einem bedeutend langsameren Tempo.

Der große objektive Unterschied zwischen Männern und Frauen liegt natürlich im Bereich der Fortpflanzung: Frauen werden schwanger, gebären Kinder und stillen sie (wenn sie das möchten). Diese Fortpflanzung ist so effizient, dass Frauen von der ersten Menstruation bis zur Menopause fruchtbar sind und ohne Weiters bis zu zehn Kinder bekommen können. Letzteres würde bedeuten, dass sie einen beträchtlichen Teil ihrer gebärfähigen Jahre entweder schwanger wären oder stillen würden. Solche Großfamilien waren bis in die fünfziger Jahre üblich. Erst in den sechziger Jahren wurde die Empfängnisverhütung in Europa, mit Ausnahme streng christlicher Regionen, allgemein zugänglich. Sie ermöglichte es viel mehr Frauen, die Zahl ihrer Kinder zu begrenzen. Großfamilien wurden zur Ausnahme.

Die Frauen waren nicht mehr die überwiegende Zeit schwanger

oder mit dem Stillen ihrer Kinder beschäftigt und hatten nun mehr Zeit, am Arbeitsleben teilzunehmen. In vielen Ländern – Frankreich, England, Deutschland, Schweden – hat diese Entwicklung seit den sechziger Jahren stark an Fahrt aufgenommen. Die Niederlande hinken hier hinterher. In den Niederlanden etablierte sich die Überzeugung, es sei ein Zeichen von Wohlstand, wenn Frauen nicht arbeiten müssten. Außerdem sei es für die Kinder besser. In der Idealfamilie war der Vater vollzeitbeschäftigt und die Mutter ganztags zu Hause. Dementsprechend war die niederländische Gesellschaft viel länger als andere europäische Länder auf Familien mit nur einem Ernährer ausgerichtet. Auch wenn dieses Modell inzwischen überholt ist, basieren die Geschlechterstereotype immer noch darauf. Der Staat beteiligt sich nach wie vor daran, und zwar mit der erzkonservativen Haushaltszulage, bei der ein Partner (in der Regel der Mann) eine finanzielle Zulage erhält, wenn der andere (in der Regel die Frau) kein Einkommen hat. Solche Regelungen helfen den Frauen nicht, finanziell unabhängig zu werden.

Im vergangenen Jahrhundert haben sich die Frauen in den westlichen Ländern in rasantem Tempo emanzipiert. Wir sind uns nicht immer dessen bewusst, wie neu diese Entwicklung eigentlich ist. 1893 war Neuseeland das erste Land der Welt, in dem das Wahlrecht für Frauen eingeführt wurde. In den Niederlanden erhielten die Frauen 1917 das aktive und 1919 das passive Wahlrecht. Bis 2013 opponierte die Reformierte Politische Partei (SGP, Staatkundig Gereformeerde Partij) noch immer gegen das passive Wahlrecht für Frauen. In Deutschland wurde das Frauenwahlrecht (aktiv wie passiv) 1918 eingeführt, in Frankreich erst 1944, in der Schweiz (man mag es kaum glauben) sogar erst 1971. Im Jahr 2015 reihte sich Saudi-Arabien ein, indem es Frauen ebenfalls das Wahlrecht gewährte.

Es ist sicher kein Zufall, dass Neuseeland als Pionierstaat momentan mit Jacinda Ardern eine weibliche Premierministerin hat, die während ihrer Amtszeit Mutterschaftsurlaub nahm – ein wirkliches Novum. Mit einer besonderen Note: Es zeigt, dass Frauen nicht unbedingt die männliche Genderrolle übernehmen müssen, um eine Führungsfunktion auszuüben. Und dass sich Elternschaft und ein verantwortungsvoller Beruf miteinander verbinden lassen, auch für Frauen.

Im Bildungsbereich schneiden Mädchen und Frauen heute besser ab als Jungen und Männer, was angesichts ihrer früheren Gehirnreifung nicht überraschend ist. Wenn man bedenkt, dass es in den Niederlanden erst seit etwa fünfzig Jahren üblich ist, dass sowohl Mädchen als auch Jungen eine höhere Schulbildung erhalten, ist das ein rasend schnelles Überholmanöver gewesen. Mittlerweile ist die Zahl der Hochschulabschlüsse bei den Frauen schon etwas höher als bei den Männern. Frauen steigen durchschnittlich mit einer höheren Ausbildung in das Berufsleben ein.

Es wäre zu erwarten, dass Frauen dann auch mehr verdienen würden, aber das ist dann doch nicht der Fall. Das Anfangsgehalt von Frauen liegt im Durchschnitt unter dem Anfangsgehalt von Männern. Dabei spielt es sicher eine Rolle, dass Frauen häufiger in Bereichen wie Verwaltung, Pflege und Bildung beschäftigt sind, wo die Gehälter nun einmal niedriger sind. Darüber hinaus achten Frauen mehr als Männer auf die Entfernung zwischen Wohn- und Arbeitsplatz. Bei ihrer Wahl des Arbeitsplatzes wiegt die Nähe des Unternehmens oder der Institution zum Wohnort oft schwerer als die Höhe des Gehalts. Hinzukommt, dass große multinationale Unternehmen, die oft besser bezahlen, im Unterschied zu staatlichen Stellen (mit ihrer geringeren Bezahlung) kaum Möglichkeiten für die in den Niederlanden gesetzlich verankerten Teilzeitmodelle offerieren. Der Wunsch nach Teilzeitarbeit kann dann schnell zu einem niedrigeren Stundenlohn führen.

Über die Höhe des Gehalts lässt sich oft verhandeln. Aber genau das tun Frauen im Durchschnitt weniger effektiv als Männer. Zum einen sind sie bei diesen Verhandlungen weniger hartnäckig, zum anderen werden ihre Forderungen auch weniger bereitwillig akzeptiert als bei Männern mit gleicher Qualifikation. Man ist eher dazu geneigt, die Gehaltswünsche eines Mannes als vernünftig zu bewerten, weil Durchsetzungsvermögen und selbstsicheres Auftreten in unser Bild von männlichem Verhalten passen. Dagegen werden gerade diese Charaktereigenschaften bei Frauen weniger geschätzt. Frauen haben oft einen etwas älteren Partner. In aller Regel gibt es daher bei ihrer ersten Bewerbung um eine Stelle bereits ein (Familien-)Einkommen, so dass sie keinen großen Erfolgsdruck verspüren. Frauen ohne Partner (oder ohne erwerbstätigen Partner) machen im Durchschnitt sogar einen besseren Deal als Frauen mit einem erwerbstätigen Partner. Hier spielen auch Persönlichkeitsunterschiede eine Rolle. Frauen sind generell risikoscheuer und vermeiden lieber die Gefahr, eine Abfuhr zu bekommen.

Schon bei der ersten Anstellung zeigen sich Unterschiede in Bezug auf die Arbeitszeit, obwohl die meisten Mitarbeiter zu diesem Zeitpunkt noch keine Kinder haben. Männer entscheiden sich für eine Vollzeitbeschäftigung, Frauen bevorzugen eine Arbeitszeit von drei oder vier Tagen pro Woche. Frauen verbringen an diesen unbezahlten Tagen mehr Zeit mit ehrenamtlicher Arbeit, der Betreuung von nahestehenden Pflegebedürftigen und Hausarbeit. Niederländische Frauen verbringen durchschnittlich vier Stunden und vierzehn Minuten pro Tag mit unbezahlter Arbeit, Männer nur zwei Stunden und fünfundzwanzig Minuten. All diese Faktoren führen in ihrer Gesamtheit dazu, dass ihr durchschnittliches Einstiegsgehalt 4 Prozent niedriger liegt als das der Männer, obwohl sie mehrheitlich eine höhere Ausbildung haben. Auch Sonderleistungen – ein Firmenwagen, ein Telefon, ein dreizehntes Monatsgehalt – werden häufiger an Männer vergeben. Zum einen, weil Frauen nicht immer danach fragen, zum anderen, weil man davon ausgeht, dass Männer diese Sonderleistungen dringender benötigen. Diese Einstufung bei der ersten Stelle wirkt sich oft noch über viele Jahre aus, und so führt schon dieser erste Schritt zu einem leidigen Rückstand.

Natürlich sind es die Frauen, die zu einem günstigen Zeitpunkt schwanger werden, ein Kind zur Welt bringen und es eventuell stillen. Da die meisten Väter schon kurz nach der Geburt wieder arbeiten, obliegt die Betreuung des Babys in erster Linie der Mutter, vor allem, wenn sie stillt. Es ist schwierig, diese Aufgabenverteilung in einer späteren Phase wieder zu ändern und den Vater stärker einzubeziehen. Es hat den Anschein, als käme der Mutter von Geburt an die primäre Aufgabe zu, sich um das Kind zu kümmern, und zwar so lange, bis es selbständig geworden ist, während der Vater primär als Ernährer außer Haus für das Einkommen sorgt.

In gewisser Weise verhält es sich wie bei den Vögeln: Einer sitzt auf dem Nest und behütet die Jungen, während der andere ausfliegt, um Würmer für ihre Ernährung zu fangen. Allerdings wechseln sich bei den meisten Vogelarten die Partner ab, mal sitzt das Männchen auf dem Nest, mal das Weibchen. In den meisten niederländischen Familien sitzt das Weibchen auf dem Nest und bleibt dort sitzen.

Wenn Frauen nach ihrer Elternzeit wieder arbeiten gehen, sind sie gewöhnlich dafür verantwortlich, dass die richtigen Vorräte im Haus sind, der Babysitter pünktlich kommt, das Kind zu den richtigen Zeiten gefüttert wird und rechtzeitig ins Bett kommt. Nicht selten ist ihre Arbeitszeit noch reduzierter als zuvor. Die Entfernung zum Arbeitsplatz und gute familienfreundliche Arbeitsbedingungen werden nun noch entscheidender. Manchmal führt dies zu einem Wechsel des Arbeitsplatzes in die Nähe des Wohnortes, oft mit einem geringeren Gehalt. Die Zulagen für Sonderschichten entfallen, wenn Frauen mit kleinen Kindern keine Nacht- und Abendschichten mehr leisten wollen. Im Durchschnitt verlieren Frauen mit niedrigerem Bildungsniveau nach der Geburt ihres ersten Kindes 52 Prozent ihres Gehalts, bei Frauen mit höherem Bildungsniveau beträgt der Gehaltsverlust 30 Prozent. Bis zum achten Jahr nach der Geburt des ersten Kindes verändert sich daran nichts. Manche Frauen mit kleinen Kindern legen eine Zeit lang eine Pause ein, was sich nachteilig auf ihre Rentenansprüche auswirkt. Die Chance, dass sie auf der gleichen Ebene wieder in die Berufstätigkeit einsteigen können, wird mit jedem Jahr ihrer Auszeit geringer. Der Mann arbeitet hingegen weiterhin Vollzeit; nur wenige Männer reduzieren nach der Geburt eines Kindes ihre Arbeitszeit. Es gibt noch mehr Faktoren, die Frauen ins Hintertreffen bringen: Die meisten Männer werden in dieser Zeit sogar befördert – zumal sie eher als Frauen dazu bereit sind, den Arbeitgeber zu wechseln, wenn sich dadurch die Chancen auf eine Beförderung oder eine Gehaltserhöhung verbessern. Kein Wunder, dass sich mit der Zeit ein beträchtliches Lohngefälle ergibt.

Bis zum Alter von sechsunddreißig Jahren ist das Gehaltsdefizit auf 8 Prozent angewachsen. Das Zentralamt für Statistik errechnete sogar ein Lohngefälle von 16 Prozent zwischen Männern und Frauen. In der freien Wirtschaft war der Unterschied noch größer: Der durchschnittliche Stundenlohn für Männer lag 2016 bei 21 Euro, für Frauen betrug er nur 17 Euro. Im öffentlichen Sektor erhielten Männer durchschnittlich 26 Euro Stundenlohn, Frauen kamen nur auf 24 Euro. Die EU hat einen mittleren Einkommensunterschied von 16 Prozent errechnet, wobei zwischen den einzelnen EU-Ländern große Unterschiede bestehen. In Deutschland verdienten Frauen im Jahr 2020 durchschnittlich 18 Prozent weniger je Stunde als Männer. Die Unterschiede fielen in Westdeutschland (und Berlin) mit 20 Prozent deutlich höher aus als im Osten (6 Prozent). Anzumerken ist allerdings, dass die Lohndifferenz bei jungen Menschen geringer ausfällt als bei der älteren Generation. Möglicherweise deutet das auf eine Korrektur des Lohngefälles in der jüngsten Generation hin.

Frauen hören oft auch früher auf zu arbeiten, wenn ihr Partner (der in der Regel etwas älter ist) in den Ruhestand geht. Das bedeutet, dass sie bis zum Renteneintrittsalter kein eigenes Einkommen haben und von ihrem Partner abhängig sind. Eine Scheidung in dieser Zeit kann Frauen vor große finanzielle Probleme stellen.

In finanzieller Hinsicht stehen Frauen also deutlich schlechter da als Männer. Auf der Führungsebene holen die Frauen zwar auf, aber sie sind noch keineswegs gleichgestellt. Intellektuelle Unterschiede können nicht die Ursache dafür sein, denn die Ausbildung der Frauen war ja hervorragend. Was allerdings eine Rolle spielt, sind Persönlichkeitsunterschiede, etwa wenn es darum geht, eine Beförderung oder eine Gehaltserhöhung zu fordern oder bei einem Vorstellungsgespräch gut zu verhandeln. Wirklich gravierend werden diese Unterschiede jedoch erst, wenn die Kinder kommen. Vielleicht sind die Hormone dafür mitverantwortlich. Fest steht jedenfalls, dass die Rollen, die die Gesellschaft Müttern und Vätern zuerkennt, sehr unterschiedlich sind, und dass die Mütter und Väter das größtenteils auch selbst so sehen.

Das Gebären und Stillen stärkt die Bindung, die Frauen zu ihren Kindern aufbauen. Das ist auf Hormone wie Oxytocin und Prolaktin zurückzuführen. Auch Väter haben diese Hormone, doch bei ihnen kommt es nicht zu den hohen Ausschüttungen, die biologische Prozesse wie Geburt und Stillen auslösen. Womöglich finden es Frauen deshalb schwieriger, sich von ihrem Kind zeitweise zu trennen; besonders wenn sie es stillen. Aber was ist, wenn die Kinder zehn oder zwölf Jahre alt sind? Es erscheint recht unwahrscheinlich, dass dann immer noch Hormone dafür verantwortlich sein sollen, dass die Mutter eine andere Bindung zu ihrem Kind hat als der Vater.

Der Unterschied liegt in dieser Zeit vielmehr in der sozialen Rolle begründet. Von einer Mutter wird erwartet, dass die Familie für sie immer an erster Stelle steht. Sie darf gern außer Haus arbeiten, aber nur, wenn zu Hause alles reibungslos läuft. Für einen Mann ist es auch wichtig, ein guter Vater zu sein, aber für ihn ist die Pflicht, für die Familie in dem Sinne «zu sorgen», dass etwas zu essen auf den Tisch kommt – er also beruflich Karriere macht – noch wichtiger. Diese sozialen Rollen, die uns unser Umfeld auferlegt, haben wir stark internalisiert. Wir möchten ihnen selbst entsprechen, weil sie inzwischen auch zu unseren eigenen Normen und Werten geworden sind.

In dem Städtchen, in dem wir früher wohnten, fragten mich andere

Mütter im Flüsterton, warum ich eigentlich Kinder gewollt habe, wenn ich sie doch nur in die Krippe bringen würde. Dabei gingen unsere Kinder nicht einmal täglich in die Kita. Aber es war klar, welche Erwartung dahinterstand: Eine gute Mutter bringt ihre Kinder nicht in die Krippe. Wenn sie arbeiten will, sollte sie keine Kinder haben. Eine Mutter, die Vollzeit arbeitet, wird ihren Kindern nicht gerecht. So dachte die Gesellschaft, und so dachten auch die Eltern selbst. Umgekehrt wird ein Mann, der sich ganztags um seine Kinder und den Haushalt kümmert, nicht für voll genommen. Solche Männer findet man daher auch selten. Wenn Frauen mit Kindern außer Haus arbeiten, lastet die soziale Mutterrolle weiterhin auf ihnen. Einen anspruchsvollen Beruf mit der klassischen Mutterrolle zu kombinieren, ist schwer. Einer der Fronten kann sie nie ganz gerecht werden: entweder ihrer Arbeit, die hundertprozentigen Einsatz erfordert, oder den Kindern, die auf ihre Fürsorge angewiesen sind. Väter können die Elternschaft etwas lockerer angehen. Oft haben Männer mit kleinen Kindern eine Ehefrau, die sich zu Hause um vieles kümmert. So können sie ihre berufliche Karriere auch dann weiterverfolgen, wenn die Kinder noch klein sind. Diesen Luxus haben nur sehr wenige junge Mütter.

Mein Mann und ich haben die gleiche Ausbildung, die gleichen Ambitionen und ungefähr die gleichen (bescheidenen) Talente. Daher lässt sich unsere Situation leicht miteinander vergleichen. Bevor wir Kinder hatten, schienen unsere Chancen auf dem Arbeitsmarkt völlig gleich zu sein. Als unser erstes Kind geboren wurde, änderte sich vieles: Wir mussten unsere Arbeitszeiten sorgfältig aufeinander abstimmen. Sagte unser Babysitter morgens ab, war ich diejenige, die nicht arbeiten gehen konnte. War unsere Tochter krank, rief die Schule immer mich an, nie meinen Mann, um sie von der Schule abzuholen. Als die Lehrer streikten, arbeitete ich einen Tag lang zu Hause. Wie kam das? Ich glaube nicht, dass mein Arbeitsethos geringer ist als das meines Mannes. Ich fühlte mich einfach stärker für die Kinder verantwortlich. Während mein Mann in diesen Jahren, als unsere Kinder noch klein waren, beruflich vorankam, habe ich viel geschrieben: Das konnte ich ja abends zu Hause tun, wenn die Kinder schon im Bett lagen. Als die Kinder zehn und zwölf Jahre alt waren, wurde meinem Mann eine gute Stelle angeboten – allerdings ziemlich weit von unserem Wohnort entfernt, so dass er nicht jeden Abend nach Hause kommen können und die Kinder an einigen Tagen in der Woche nicht sehen würde. Nach reiflicher Überlegung hat er die Stelle doch angenommen. Ich bin mir ziemlich sicher, dass ich mich in der gleichen Situation anders entschieden hätte. Ich hätte mich schlecht gefühlt, weil ich die Kinder nicht so oft hätte sehen können. Das Opfer, dass die Kinder öfter in einen Hort hätten gehen müssen, hätte ich nicht in Kauf genommen. Viele Mütter, und ich mit ihnen, sind eher nicht dazu bereit, auf Kosten der Kinder und der Familie eine bessere Stelle anzunehmen. Mein Mann ist dazu, wie viele andere Männer, sehr wohl bereit. Er hatte deswegen nicht das Gefühl, ein schlechter Vater zu sein, auch weil ich zu Hause dafür sorgte, dass es den Kindern, wenn er nicht da war, an nichts fehlte. Ich weiß nicht, ob es umgekehrt genauso funktioniert hätte: Wäre er eingesprungen, wenn ich wegen einer beruflichen Beförderung weniger zu Hause gewesen wäre? Ich habe es nie ausprobiert.

Männern fällt es leichter als Frauen, berufliche Entscheidungen zu treffen, die für die Familie belastend sind. Dieser Mechanismus könnte ein wichtiger Grund dafür sein, dass Frauen in Spitzenpositionen immer noch in der Minderheit sind. Auf der anderen Seite sticht ins Auge, dass Frauen in Toppositionen viel häufiger als Männer keine Familie haben. Von den amerikanischen Männern in der Führungsriege haben nur 10 Prozent keine Familie; bei den Frauen in ähnlicher Position sind zwei Drittel ledig und kinderlos. Condoleezza Rice, die einzige Frau, die jemals Nationale Sicherheitsberaterin der Vereinigten Staaten war, ist auch die einzige alleinstehende Person ohne Kinder, die je dieses Amt bekleidet hat. Stellen Sie sich das einmal vor: ein so anspruchsvolles Amt auszufüllen ohne die Geborgenheit einer Familie, wenn man nach Hause kommt. Augenscheinlich müssen Frauen mehr

Opfer bringen als Männer, um Karriere zu machen. Dass sie diesen hohen Preis nicht immer zu zahlen bereit sind, erscheint mir logisch.

Wenn ich auf meine bisherige Karriere zurückblicke, glaube ich nicht, dass ich an der Universität oder in den Krankenhäusern, in denen ich gearbeitet habe, jemals weniger Möglichkeiten hatte als meine männlichen Kollegen. Ich arbeite allerdings im Gesundheitswesen, einer typischen Frauendomäne. Im Bankbereich oder im Technologiesektor wäre das sicherlich anders gewesen.

Aber ich habe nicht alle Chancen ergriffen, die sich mir boten. Und das lag vor allem an den Betreuungspflichten, die ich als junge Mutter hatte, und an meiner Angst, den Kindern nicht gerecht zu werden. Zudem waren die Möglichkeiten für eine gute Kinderbetreuung damals auch nicht gerade üppig gesät. In den ersten Jahren nach der Geburt unseres ersten Kindes gab es keinen Platz in der Kita. Unsere Babysitterin meldete sich oft krank. Das Krankenhaus, in dem ich damals arbeitete, hatte eine eigene Kindertagesstätte in einem schönen Bauernhaus mit einer Ziegenweide. Wie gerne hätte ich dort einen Platz für unsere Tochter bekommen, die Tiere so sehr liebte. Der Platz wurde jedoch erst frei, als sie in die Grundschule kam und konnte nicht von meinem zwei Jahre jüngeren Sohn übernommen werden.

Die Grundschule, auf die unsere Kinder gingen, schloss um halb vier. Um pünktlich an der Schule zu sein, musste ich den Zug um halb drei aus Utrecht nehmen, was bedeutete, dass ich die Klinik um viertel nach zwei verlassen musste. Das ist doch kein ernstzunehmender Arbeitstag, oder? In unserer Stadt gab es zwar keinen Hort, aber in einem nahegelegenen Dorf, wohin die Kinder mit einem Kleinbus gebracht wurden. Wie schön wäre es gewesen, wenn die Grundschule auch einen Hort gehabt hätte, mit Musikunterricht oder Hausaufgabenhilfe, und mit der Möglichkeit, Sport zu treiben. Im Idealfall hätten sie dort auch etwas Gesundes zu essen bekommen. Doch stattdessen musste ich Teilzeit arbeiten, um die Kinder pünktlich von der Schule abzuholen und sie dann zum Sport- oder Musikunterricht zu bringen, der nur wenige Kilometer von der Schule entfernt war. Etwas mehr soziale Unterstützung wäre auch schön gewesen – eine Gemeinschaft, die mich nicht als schlechte Mutter abstempelte, weil ich arbeiten ging.

Meine Altersgenossen wuchsen mit dem Traum von sozialer Gleichberechtigung auf: In unserer Zeit sollten wir all das tun können und dürfen, was Männer tun können und dürfen. Zumindest im Gesundheitssektor, in dem ich arbeitete, ist das auch so. Bis Kinder kommen. Dann zeigt sich plötzlich, dass sich meine Generation genauso klassisch für das stereotype Rollenmuster entscheidet wie die Generation unserer Mütter. Die neue Kluft zwischen den Geschlechtern liegt nicht im Bildungsbereich und auch nicht in der Repräsentation in Spitzenpositionen, sondern in der Herausforderung, zwei wichtige Aufgaben miteinander zu vereinbaren: Kinderbetreuung und Arbeit – und in der fehlenden Motivation unserer Gesellschaft, dies zu erleichtern.

Die Sicht der nächsten Generation, die Sicht meiner heute dreiundzwanzigjährigen Tochter, scheint realistischer zu sein. Sie überlegen sich genau, was sie wollen: wie viel Karriere und wie viel Zeit für eine Familie. Sie sprechen sich mit ihren Partnern ab, bevor die Kinder da sind. Wer macht was und wie organisieren wir alles an den Tagen, an denen wir beide arbeiten? Das ist mir auch in einem Gespräch mit der Tochter eines Kollegen aus Hongkong aufgegangen, die eine Zeit lang bei uns wohnte, weil sie in den Niederlanden ein Masterstudium absolvierte. Ihre Mutter hatte sie gewarnt: Wenn sie Karriere machen *und* Kinder haben wolle, solle sie nicht in Europa bleiben, denn dort sei das nicht möglich. In Hongkong gibt es in vielen Doppelverdiener-Familien eine Frau von den Philippinen oder aus Indonesien, die den Haushalt führt und sich um die Kinder kümmert. Die Karriere einer Frau wird nicht durch die Unterstützung ihres Mannes, sondern durch die einer anderen Frau möglich gemacht, die zu diesem Zweck weit von ihrer Familie und ihren Kindern entfernt lebt. Das ist natürlich auch eine Möglichkeit. Aber ich bin der festen Überzeugung, dass es einfachere und bessere Wege geben muss.

In dem oben beschriebenen Fall geht es um mich und Frauen wie mich, die viel Glück in ihrem Leben hatten. Sie wurden mit einem goldenen Löffel im Mund geboren, hatten eine gute Ausbildung, litten nicht an einer Krankheit, wurden nicht diskriminiert und haben eine gute Stelle. Wie viel anders sieht das für Frauen aus, die weiter unten auf der sozialen Leiter stehen und ihre Kinder allein erziehen. Wir haben bereits gesehen, dass das Lohngefälle am unteren Ende der Leiter viel größer ist. Was sollen sie tun, wenn ihr Gehalt nicht ausreicht, um eine Kita oder einen Babysitter zu bezahlen? Wer kümmert sich dann um ihre Kinder? Welche Rolle spielt es für sie, wie viele CEOs oder Abgeordnete weiblich sind? Warum sollte das für sie ein relevantes Maß für die Gleichberechtigung zwischen den Geschlechtern sein?

Ein viel relevanterer Maßstab ist die Zahl der Frauen, die finanziell unabhängig sind, wenn sie auf eigenen Beinen stehen. Ihr Prozentsatz ist in den Niederlanden immer noch erschreckend gering (62 Prozent bei Frauen gegenüber 80 Prozent bei Männern). Diese Ungleichheit am unteren Rand der sozialen Leiter, unter Sozialhilfeempfängern, Müttern im Teenageralter, geschiedenen Frauen mit geringer Bildung, Müttern mit einer Behinderung oder einer chronischen Erkrankung, das ist die Ungleichheit, die wir zuerst beseitigen müssen. Es bedürfte nicht viel an staatlichen Mitteln, um die Schulzeiten an die Arbeitszeiten der Eltern so anzupassen, dass eine 30-Stunden-Woche sich mit der Betreuung der Kinder vereinbaren ließe. Die Nachmittagsbetreuung könnte genutzt werden, um Kinder mit Lernrückständen zu unterstützen, und Musik und Sport könnten für alle Kinder angeboten werden. Das würde Kindern, die etwas aufzuholen haben, eine bessere Perspektive bieten und ihren Müttern die Möglichkeit geben, finanziell unabhängig zu sein. Die zusätzlichen Kosten für die Kinderbetreuung ließen sich leicht kompensieren, da der Staat auf diese Weise mehr Einkommensteuer einnähme.

16

Gemeinsam stark?

In den Niederlanden wie auch in anderen Ländern legt man großen Wert auf Diversität. Hierbei gilt der Prozentsatz, mit dem Frauen in den unterschiedlichsten Gremien vertreten sind, oft als Gradmesser; Gleiches gilt für den Prozentsatz von Menschen nichtwestlicher Herkunft. In den Spitzenpositionen der Wirtschaft und in geringerem Maße auch in den Spitzenpositionen von akademischen Institutionen und von Institutionen des Gesundheitswesens sind Frauen immer noch deutlich unterrepräsentiert.

In vielen Ländern, und seit 2019 auch in den Niederlanden, versucht man dieser ungleichen Verteilung mit der Einrichtung von «Frauenquoten» zu begegnen. Nachdem in den Niederlanden die freiwillige Zielvorgabe eines Frauenanteils von 30 Prozent jahrelang verfehlt worden war, änderte die Regierung ihre Strategie. Hinter einer solchen Quote steht zum einen der Gedanke, dem allgemeinen Gerechtigkeitsempfinden zu entsprechen: der Chancengleichheit für beide Geschlechter. Eine Ausgrenzung aufgrund von ethnischer Herkunft, Alter, Religion oder Geschlecht finden wir nicht akzeptabel. Doch Menschen neigen nun einmal dazu, bei Bewerbungen die Kandidaten auszuwählen, die ihnen ähnlich sind. Ein Vorstandsgremium, das aus weißen Männern besteht, wird daher nicht so schnell eine schwarze Frau in seine Reihen aufnehmen, es sei denn, das Unternehmen muss bestimmte Diversitätsvorgaben erfüllen. Dabei geht man davon aus, dass Unternehmen mit Frauen an ihrer Spitze auch eher Frauen für andere Führungspositionen auswählen.

Andererseits sind Männer in Berufen, in denen unterstützende oder versorgende Leistungen erbracht werden, etwa im Sekretariatsbereich oder auch im Pflege- und pädagogischen Bereich, unterrepräsentiert. Wenn das Auswahlgremium nur aus Frauen besteht, könnten auch Männer benachteiligt werden. Außerdem finden es nicht alle Männer angenehm, fast nur Kolleg*innen* zu haben. Es ist zu bedauern, dass es in diesen Bereichen noch keine Männerquoten gibt.

Neben der Idee von Chancengleichheit gibt es noch einen weiteren Grund, warum wir uns um Vielfalt bemühen sollten. Es ist der Gedanke, dass Teams, die in Bezug auf die Geschlechterverteilung, den kulturellen Hintergrund und die Altersstruktur heterogen sind, über eine größere Vielfalt an Talenten, Wissen und Erfahrung verfügen und daher bessere Entscheidungen treffen können.

Das mit «mehr Frauen an der Spitze» verbundene Versprechen besteht gerade darin, dass damit die genderspezifische Männerrolle von Topmanagern durchbrochen werden kann. Manche meinen sogar, zur Bankenkrise von 2008 wäre es nicht gekommen, wenn es im Bankensektor mehr Frauen in Führungspositionen gegeben hätte. Der Glaube an dieses Versprechen ist eigentlich ziemlich rollenkonform: Im Grunde drückt man Frauen damit den Stempel auf, empathischer, emotionaler und sensibler zu sein als Männer. Aber seien wir einmal ehrlich; bei den Frauen, die CEO einer Bank werden wollen, handelt es sich nicht um neurotische, liebenswürdige und empfindsame Frauen, sondern um ehrgeizige Kämpferinnen, die ebenso durchsetzungsstark sind wie die Männer, die diesen Posten anstreben. Es ist nicht auszuschließen, dass Frauen in Spitzenpositionen eine ähnliche Workaholic- und Gier-Mentalität an den Tag legen wie ihre männlichen Pendants.

Der Gedanke, der hinter Diversität steht, ist allerdings weiter gefasst als der Wunsch nach weniger raffgierigen CEOs: Damit verbindet sich die Hoffnung auf Vielseitigkeit, auf ein sich ergänzendes Team und vielleicht sogar auf eine weniger materialistische Gesellschaft, in deren Kielwasser es dazu kommen könnte, dass Arbeitszeiten reduziert werden, der Familie mehr Zeit und Priorität eingeräumt werden und dem sozialen Umfeld der Arbeitnehmer mehr Beachtung zuteilwird.

Schauen wir uns einmal an, was passiert, wenn eine Frauenquote eingeführt wird. In Norwegen gibt es seit 2006 eine verbindliche Frauenquote. Vor ihrer Einführung gab es in norwegischen Spitzenpositionen nur 6 Prozent Frauen. Den börsennotierten Unternehmen wurde eine Frist von zwei Jahren eingeräumt, um diesen Prozentsatz auf 40 Prozent zu steigern, andernfalls drohte ihnen der Entzug der Börsenzulassung. Eine Reihe von Unternehmen wandelte ihre Gesellschaftsform aus eigenem Antrieb von einer Aktiengesellschaft in eine GmbH um und entging so dieser neuen Spielregel. Die anderen Unternehmen haben die Quote tatsächlich innerhalb von zwei Jahren erfüllt. Die neuen Topmanagerinnen erwiesen sich für ihre Positionen als bestens qualifiziert. Das Argument, es würden sich einfach keine kompetenten Frauen für Spitzenpositionen finden lassen, ist daher haltlos.

Der Erfolg dieser Quotenregelung hat jedoch nicht den erwünschten kulturellen Wandel mit sich gebracht. In den börsennotierten norwegischen Unternehmen ist das Lohngefälle zwischen Männern und Frauen unverändert hoch geblieben. Außerdem ist der Anteil der Frauen in den unteren Führungsebenen und in nicht börsennotierten Unternehmen in Norwegen immer noch gering. Zudem kam es zu einem anderen unbeabsichtigten Effekt. Die Einstellung von weiblichen Topmanagerinnen hat dem Image der Unternehmen nicht gutgetan – nicht in Norwegen, und auch nicht in anderen Ländern. Die niederländische Tageszeitung *Trouw* berichtete Ende 2019, dass ein börsennotiertes Unternehmen zwei Jahre mit einem Wertverlust rechnen muss, wenn eine Frau zum CEO ernannt wird. Und nicht etwa, weil sie das Unternehmen ins Chaos stürzt – ihre Leistungen sind in etwa mit denen ihrer männlichen Kollegen vergleichbar –, sondern weil sich das Image des Unternehmens dadurch ändert. Für die Aktionäre ist es schlicht nicht attraktiv, wenn ein großes Unternehmen von einer Frau geleitet wird. Die französischen Wirtschaftswissenschaftlerinnen Solal und Snellman haben errechnet, dass für jede Frau, die in den Vorstand kommt, durchschnittlich 2,3 Prozent des Unternehmenswerts verloren gehen.

Für Aktionäre hat maximaler Gewinn oberste Priorität. Mehr Frauen in den Unternehmensvorständen werden als eine Veränderung der Normen und Werte eines Unternehmens angesehen: Soziale Ziele werden wichtig und Gewinnmaximierung steht nicht mehr unbedingt an erster Stelle. Schließlich besteht ja die klischeehafte Vorstellung, dass Frauen weniger gewinnsüchtig sind. Nach dieser genderstereotypen Rollenzuschreibung der sensiblen, freundlichen und bescheidenen Frauen werden weibliche CEOs beurteilt, obwohl sie diese Rolle in der Praxis überhaupt nicht verkörpern.

Der Rückgang des Börsenwerts ist bei Unternehmen, die explizit eine soziale Politik verfolgen, indem sie zum Beispiel Pflegeurlaub oder flexible Arbeitszeiten einführen, sogar noch größer. Wenn Unternehmen eine Frau in den Vorstand berufen *und* eine soziale Unternehmenspolitik einführen, sinkt der Wert des Unternehmens sogar um 6 Prozent. Es dauert weitere zwei Jahre, bis dieser Effekt verwunden ist. Die Börse funktioniert so, dass sich allein schon die bloße Illusion eines geringeren Gewinns negativ auf den Aktienkurs auswirkt. Das Makabre daran ist, dass soziale Reformen das Unternehmen langfristig tatsächlich stärken; aber eine so lange Aufmerksamkeitsspanne haben die Investoren für gewöhnlich nicht.

Wie steht es mit den Auswirkungen der Geschlechterdiversität, die über die Führungsebene hinausgehen? Wir haben bereits gesehen, dass es kleine gruppenspezifische Unterschiede zwischen Männern und Frauen bei der Bewältigung bestimmter Aufgaben gibt. In großen Gruppen werden diese Unterschiede signifikant, aber es ist unmöglich zu sagen, dass sich durch das Hinzukommen von ein oder zwei Frauen (beispielsweise) das sprachliche Niveau in einem Team verbessert. Leider ist sogar das Gegenteil der Fall: In Gruppendiskussionen mit Beteiligten auf gleichem Niveau ergreifen und erhalten Frauen, trotz ihrer minimal besseren Sprachkompetenz, viel seltener das Wort als Männer. Wenn sie dennoch das Wort ergreifen, werden sie häufiger unterbrochen als Männer. Offenbar ist es in unseren genderstereotypen Vorstellungen verankert, dass man Männer ausreden lassen muss und Frauen ins Wort fallen darf.

Auch in Bezug auf die Persönlichkeit unterscheiden sich Männer und Frauen auf Gruppenebene durchaus voneinander. Aber die Wahrscheinlichkeit, dass die eine Frau, die in ein Team aufgenommen wird, tatsächlich freundlicher, bescheidener und achtsamer ist als der Mann, dessen Platz sie einnimmt, ist nicht allzu groß. Dennoch gilt: Theoretisch sollte ein gemischtes Team sowohl von der Freundlichkeit, Bescheidenheit und Achtsamkeit einer Frau als auch von der Risikobereitschaft und der Beherztheit eines Mannes profitieren können.

In der Praxis ist dies jedoch nicht so einfach. Man hat in verschiedenen Wirtschaftsbereichen die Leistung von gemischten Teams im Vergleich zu reinen Männer- oder Frauenteams untersucht. Die Ergebnisse fielen sehr variabel aus: Manchmal stellte sich heraus, dass es keinen Unterschied zwischen gleichgeschlechtlichen und gemischten Teams gab, und nur ganz selten schnitten die gemischten Teams besser ab; sehr oft erbrachten sie sogar schlechtere Leistungen. Diese Ergebnisse stehen in krassem Widerspruch zur Theorie. Eine Erklärung dafür liegt darin, dass gemischte Teams viel stärker mit genderstereotypen Einstellungen zu kämpfen haben als Teams, die nur aus Frauen oder nur aus Männern bestehen. Diese Stereotype erschweren eine korrekte Einschätzung der Talente der einzelnen Teammitglieder.

Stellen Sie sich ein Pflegeteam vor, das aus fünf Frauen besteht. Da sie alle das gleiche Geschlecht haben, spielen Geschlechterstereotype in diesem Team keine Rolle. Petra liegt es, den Ton anzugeben, also bekommt sie die Rolle der Teamleiterin. Sonja ist eine gute Zuhörerin und wird für die Gespräche mit den Angehörigen eingesetzt. Jede macht das, was sie am besten kann; entsprechend reibungslos funktioniert das Team. Jetzt ein anderes Team: wieder mit Petra und Sonja, nun aber mit zwei Männern: Serge und Piet. Die klischeehafte Vorstellung von Männern besagt, dass sie gute Führungskräfte sind. Piet wird daher auch Teamleiter. Er schlägt sich ganz ordentlich, aber nicht so gut, wie es Petra getan hätte. Das Genderstereotyp spricht nun einmal gegen sie, daher bekommt sie keine Gelegenheit, ihr Talent unter Beweis zu stellen. Sonja führt auch in diesem Team die Gespräche mit den Angehörigen. Sie ist eine gute Zuhörerin, was dem stereotypen Bild einer Frau entspricht. Serge wäre in dieser Funktion sogar noch besser gewesen, aber auch ihm steht das Genderstereotyp im Weg, so dass er sein Talent nicht zur Geltung bringen kann. Das Team hatte viel Potenzial, vielleicht sogar mehr als das Team mit den fünf Frauen, aber dieses Potenzial kann sich nicht entfalten, weil Menschen in gemischten Teams nicht nur nach ihrem Talent, sondern nach Genderstereotypen beurteilt werden.

Zwei Forscher der Universität Tilburg, Hans van Dijk und Marloes van Engen, beschreiben drei Möglichkeiten, wie Stereotype das Funktionieren eines gemischten Teams beeinträchtigen können. Das beginnt mit der Zuweisung von Aufgaben und Verantwortlichkeiten, wie im Beispiel des Pflegeteams. Frauen werden viel häufiger mit Aufgaben betraut, die Fürsorge, Unterstützung und Einfühlungsvermögen erfordern, weil man davon ausgeht, dass hier ihre Stärken liegen. Aufgaben, bei denen Beschlüsse gefasst, Mitarbeiter geführt und Verantwortung übernommen werden muss, werden bevorzugt Männern übertragen, da man davon ausgeht, dass sie dafür ein Händchen haben. Diese Stereotype sorgen dafür, dass nicht die beste Person für eine Aufgabe ausgesucht wird.

Die zweite Art der Beeinträchtigung liegt in der Bewertung der Teammitglieder, sei es durch Kunden, Kooperationspartner oder Führungskräfte. Bei börsennotierten Unternehmen kommen noch die Aktionäre hinzu. Aufgrund des Stereotyps, dass Frauen für bestimmte Aufgaben vielleicht nicht geeignet sind, werden sie diesbezüglich kritischer beurteilt. Das gleiche Schicksal erleiden Männer, die Aufgaben übernehmen, die als nicht typisch männlich angesehen werden.

Ich muss mich hier übrigens auch schuldig bekennen. Als ich mit meinem zweiten Kind in den Wehen lag, trat zu meinem Entsetzen eine der wenigen männlichen Hebammen in den Niederlanden an mein Bett. Ich dachte sofort: Das geht nicht gut! Der arme Mann leistete hervorragende Arbeit und war mindestens so geschickt und einfühlsam wie die Tausenden von weiblichen Hebammen in den Niederlanden. Allerdings wurde er von mir und wahrscheinlich auch von vielen anderen Frauen, die in den Wehen lagen, sehr viel kritischer beäugt. Ich bin sicher, dass er doppelt so gut sein musste wie seine Kolleginnen, um eine positive Beurteilung zu erhalten.

Möglicherweise wird Frauen in Führungspositionen der gleiche kritische Blick zuteil. Sie werden genauer durchleuchtet und schneller als unzureichend befunden.

Hier spielt noch etwas anderes mit. Wir mögen es nicht, wenn sich ein Mann oder eine Frau nicht genderstereotyp verhält. Schon Kinder finden das nicht schön, und auch Erwachsene haben Schwierigkeiten damit. Eine Frau, die den Ton angibt, wird schnell als Schreckschraube oder als herrisches Weib abgestempelt. Ein Mann, der sehr empathisch ist, wird als Softie oder weltfremder Traumtänzer angesehen. Wir haben gelernt, worin die Rollen von Männern und Frauen bestehen, und wenn diese Rollenbilder durchbrochen werden, reagieren wir zunächst ablehnend.

Frauen sind in der Chirurgie mittlerweile bestens etabliert. Dennoch erwarten wir von einer Chirurgin mehr Empathie und ein weniger autoritäres Auftreten als von ihren männlichen Kollegen. Dies kann sich auch nachteilig auswirken: Wenn die Chirurgin beispielsweise weniger delegiert als ihre männlichen Kollegen, ist sie möglicherweise weniger effizient. Die Chefin, die selbst protokolliert und diese Protokolle auch noch selbst ausarbeitet, um ihrer Sekretärin eine lästige Aufgabe abzunehmen, geht das gleiche Risiko ein. Und damit sind wir bei der dritten Art, mit der Stereotype ein gemischtes Team nachteilig beeinflussen: Die Männer und Frauen des Teams haben die Regeln für männliches und weibliches Rollenverhalten internalisiert. Sie möchten selbst gern nach den stereotypen Gendermustern arbeiten, was nicht immer den Aufgaben ihrer professionellen Funktion entspricht.

Alles in allem verharren diese Teams in ihren stereotypen Vorstellungen und tragen zu deren Verfestigung bei, indem sie die Aufgaben nach diesen eingefahrenen Vorstellungen aufteilen, ausführen und beurteilen.

Lässt sich daraus schließen, dass alles beim Alten bleiben wird? Das glaube ich nicht. Immer mehr Menschen haben den Mumm, von ihrer stereotypen Genderrolle abzuweichen. Frauen, die darauf pfeifen, ob man sie als Schreckschraube bezeichnet, und Männer, die es prima finden, ein Softie zu sein. Genderstereotype verändern sich nur langsam, aber es gerät doch einiges in Bewegung.

In den Vereinigten Staaten wurden zwischen 1947 und 2018 im regelmäßigen Abstand von zehn Jahren eine große Anzahl von Menschen befragt, ob sie bestimmte Eigenschaften eher Frauen oder Männern zuschreiben würden. Im Jahr 1947 fanden die Bürger der USA, dass Frauen sensibler und emotionaler, Männer hingegen intelligenter, kreativer, mutiger und ehrgeiziger seien. Im Laufe der Jahre haben Frauen in den Bereichen Intelligenz und Kreativität deutlich aufgeholt und ihre Werte liegen jetzt sogar leicht über denen der Männer. Die

Attribute emotional und sensibel werden nach wie vor mit Frauen assoziiert, die Attribute ehrgeizig und mutig weiterhin Männern zugeschrieben.

Ich denke, das wird sich erst ändern, wenn wir aufhören, uns der genderstereotypen Rolle anzupassen. Die Aufteilung der Menschen in «weiblich» und «männlich» funktioniert wie ein Klassensystem, in dem Männer immer noch der ersten Klasse und Frauen der zweiten Klasse zugerechnet werden. Gerade die Aufhebung dieser Zweiteilung trägt zur Emanzipation der Frau bei. Durch positive Diskriminierung erreicht man das nicht.

Damit ein divers zusammengesetztes Team all seine Talente optimal nutzen kann, ist es unabdingbar, sich von stereotypen Vorstellungen zu verabschieden. Das ist schwieriger, als es sich vielleicht anhört. Diese Stereotype bekommen wir schon von Kindesbeinen an eingetrichtert. Um sie hinter uns zu lassen, müssen wir unser automatisches Denken (Kahnemans System eins) aktiv mit Hilfe unseres bewussten, rationalen Denkens (Kahnemans System zwei, siehe Kapitel 4) korrigieren. Das erfordert Aufmerksamkeit, die uns nur in begrenztem Maße zur Verfügung steht. Es ist möglich, aber es passiert nicht von selbst.

Ein Beispiel für ein effektives Vorgehen zur Förderung von Diversität ist das schwedische Modell. In Schweden versucht man, die unterschwelligen Genderstereotype abzuschwächen und so die Diskriminierung aufgrund des Geschlechts zu verringern. Das geschieht unter anderem durch die Verwendung einer genderneutralen Sprache. Neben den Pronomen *hon* (sie) und *han* (er) verwenden die Schweden jetzt auch das neutrale *hen*. Die Idee für die Einführung dieses neutralen Pronomens stammt aus dem Finnischen, wo alle Menschen, unabhängig von ihrem Geschlecht, als *hän* bezeichnet werden. In Stellenanzeigen, die sowohl Männer als auch Frauen ansprechen, schreiben die Schweden jetzt *hen*. Das macht einen Unterschied. Die schwedische Regierung beschloss außerdem, Wörter wie *riksdagsman* (Parlamentarier) und *riksdagskvinna* (Parlamentarierin) durch das neutrale *riksdagsledamot* (Parlamentsmitglied) zu ersetzen. Schließlich spiele es für die Ausübung einer Funktion keine Rolle, welches Geschlecht jemand hat. Wissenschaftlichen Untersuchungen zufolge bewerben sich Frauen fünfmal häufiger auf eine genderneutral formulierte Stellenanzeige. Eine in männlicher Sprache verfasste Anzeige mit dem Zusatz «m/w» hat nicht diese Wirkung. Das gilt mit Sicherheit auch für den umgekehrten Fall: Für Männer ist es auch weniger attraktiv, sich um eine Stelle als Krankenschwester oder Sekretärin m/w zu bewerben.

In den Niederlanden ist im Bereich der Sprache ebenfalls einiges in Bewegung geraten. 2019 kündigte die niederländische Bahn an, ihre Durchsagen fortan nicht mehr mit «meine Damen und Herren», sondern mit «liebe Reisende» zu beginnen. Dies sorgte für allgemeine Erheiterung. Ist das wirklich etwas Neues? Es ist immerhin ein Schritt in die richtige Richtung, wenn auch kein großer.

Ein noch eindrucksvolleres Beispiel dafür, was die Sprache mit Genderstereotypen anstellen kann, ist die Einführung des Begriffs LSBT (lesbisch, schwul, bisexuell und transgender), der aus dem Englischen übernommen wurde, um den begrenzten Begriff «homosexuell» zu ersetzen. Es ist großartig, dass diese Abkürzung immer länger wird. Die längste, auf die ich gestoßen bin, war LSBTIQAPC+ (lesbisch, schwul, bisexuell, transgender, intersexuell, queer, asexuell, pansexuell und cisgender). Sie zeigt an, wie vielfältig die Schattierungen zwischen der Genderidentität von Männern und Frauen und ihren sexuellen Präferenzen sind. Besonders sympathisch finde ich das «+»-Zeichen, das das Ende der langen Reihe von Abkürzungen ziert und darauf hindeutet, dass auch diese Aufzählung nicht erschöpfend ist. Menschen lassen sich nicht binär (in m/w) einteilen, und ihre sexuellen Präferenzen schon gar nicht.

Die schwedische Sprachregelung wurde durch geschlechtsneutrales Spielzeug in Kindergärten und Grundschulen ergänzt. Man hat sie auch mit Anzeigen unterstützt, die das übliche Rollenbild durchbrachen, beispielsweise ein Junge, der die Mähne eines Plastikpferdes bürstet, oder ein Mädchen mit einer großen Wasserpistole. Wahrhaftig eine enorme Erleichterung nach all den engstirnigen Spielzeugprospekten, die ein karikierendes Bild unserer Kinder zeichnen. 2019 hat der britische Werberat eine Vorschrift eingeführt, wonach Werbung keine schädlichen Genderstereotype mehr enthalten darf. Der Mann, der keine Windeln wechseln kann, und die Frau, die nicht einparken kann, sind dort nun verbotenes Terrain.

In den Niederlanden erlangte der unheilbar kranke siebenjährige Tijn Kolsteren große Aufmerksamkeit in den Medien. Er sammelte nicht nur eine Menge Geld für Kinder in Kriegsgebieten, sondern machte auch das Nägellackieren bei Jungen populär. Er hat uns Stoff zum Nachdenken hinterlassen. Solche Aktionen schaffen Freiraum für Kinder, die sich in der ihnen zugewiesenen genderstereotypen Rolle nicht zu Hause fühlen. Sie verlagern den Fokus von der Genderrolle auf die Individualität des Kindes. Und sie sorgen dafür, dass im späteren Entwicklungsstadium Toleranz gegenüber sexuellen Minderheiten und gegenüber Menschen, die von der traditionellen Rollenverteilung abweichen wollen, einkehrt. Dies sind effektive Schritte zu mehr Raum für Diversität und Gleichstellung – zwischen Männern und Frauen und allen dazwischen und jenseits davon.

Dank

Ich möchte Alfred Sommer, Cisca Dresselhuys und Robert Schoevers für ihre kritische Lektüre des Textes danken. Dick Swaab, Christiaan Vinkers und Tineke Oldenhinkel möchte ich für ihre Unterstützung danken, die sie mir bei Fragen zu den komplizierten Geschlechtsunterschieden im Hypothalamus und dem Stresssystem gewährten. Mein Dank gilt auch Marcella van der Kruk, Lektorin bei Atlas Contact, für ihr Mitdenken und ihre guten Vorschläge. Und schließlich danke ich André Aleman, dass er mich mit Leonoor Broeder in Kontakt gebracht hat.

Literatur

In den folgenden Referenzen finden Sie, nach Kapiteln geordnet, die Artikel und Bücher, auf die ich meine Arbeit gestützt habe. Medizinische Artikel zu vielen Themen sind auf der häufig frequentierten Website https://pubmed.gov zu finden. Die Suche «sex differences + brain» lieferte insgesamt 23 000 Studien. Sie habe ich nicht alle gelesen, allenfalls zweitausend davon. Daraus habe ich eine Auswahl getroffen, die ich für dieses Buch zugrunde legte.

Meine Auswahl orientierte sich an der Qualität der Studien. Ich habe hauptsächlich Studien herangezogen, in denen große Gruppen von Menschen oder Tieren verglichen wurden, sowie Studien, die von einer unabhängigen zweiten und vorzugsweise auch dritten und vierten Forschungsgruppe wiederholt wurden. Soweit möglich, habe ich mich auf Meta-Analysen gestützt, also auf Übersichtsartikel, in denen die Daten einer großen Zahl von Einzelstudien quantitativ zusammengefasst werden.

Meine Auswahl war aber auch auf meine Vorliebe für bestimmte Themen zurückzuführen, was zu Lasten anderer Studien ging. Einige Themen habe ich Ihnen vorenthalten, weil ich sie abwegig fand. Andere Themen begeisterten mich, und diese finden Sie hier.

Einleitung

Benson-Amram S., Dantzer B., Stricker G., Swanson E. M., Holekamp K. E. «Brain size predicts problem-solving ability in mammalian carnivores». *Proceedings of the National Academy of Sciences.* 2016; 113(9): 2532–2537.

Cairó O. «External measures of cognition». *Frontiers in Human Neuroscience.* 4. Oktober 2011; 5: 108. doi: 10.3389/fnhum.2011.00108

Du A., Zipkin A.M., Hatala K. G., et al. «Pattern and process in hominin brain size evolution are scale-dependent». *Proceedings of the Royal Society B: Biological Sciences*. 2018; 285(1873): 20172738. doi: 10.1098/rspb.2017.2738

Horschler D. J., Hare B., Call J., Kaminski J., Miklósi Á., MacLean E. L. «Absolute brain size predicts dog breed differences in executive function». *Animal Cognition*. März 2019; 22(2): 187–198.

Horschler D. J., MacLean E. L. «Leveraging brain-body scaling relationships for comparative studies». *Animal Cognition*. November 2019; 22(6): 1197–1202.

1. Das Verhältnis zwischen Gehirngröße und Intellekt: je größer, desto besser?

Bartheld C. S. von, Bahney J., Herculano-Houzel S. «The search for true numbers of neurons and glial cells in the human brain: A review of 150 years of cell counting». *The Journal of Comparative Neurology*. Dezember 2016; 15; 524(18): 3865–3895.

Courten-Myers G. M. de, «The human cerebral cortex: gender differences in structure and function». *Journal of Neuropathology & Experimental Neurology*. März 1999; 58(3): 217–226.

Deaner R. O., Isler K., Burkart J., van Schaik C. «Overall brain size, and not encephalization quotient, best predicts cognitive ability across non-human primates». *Brain, Behavior and Evolution*. Februar 2007; 70(2): 115–124.

Dekaban A.S. «Changes in brain weights during the span of human life: relation of brain weights to body heights and body weights». *Annals of Neurology*. Oktober 1978; 4(4): 345–356.

Groot C., van Loenhoud A. C., Barkhof F., van Berckel B. N. M., Koene T., Teunissen C. C., Scheltens P., van der Flier W. M., Ossenkoppele R. «Differential effects of cognitive reserve and brain reserve on cognition in Alzheimer disease». *Neurology*. Januar 2018; 90(2): e149–e156.

Hartmann P., Ramseier A., Gudat F., Mihatsch M. J., Polasek W. «Normal weight of the brain in adults in relation to age, sex, body height and weight». *Pathologe*. Juni 1994; 15(3): 165–170.

Ho K. C., Roessmann U., Straumfjord J. V., Monroe G. «Analysis of brain weight I. Adult brain weight in relation to sex, race, and age». *Archives of Pathology & Laboratory Medicine*. Dezember 1980; 104(12): 635–639.

Ho K. C., Roessmann U., Straumfjord J. V., Monroe G. «Analysis of brain weight II. Adult brain weight in relation to body height, weight, and surface area». *Archives of Pathology & Laboratory Medicine*. Dezember 1980; 104(12): 640–645.

Holland D., Chang L., Ernst T. M., Curran M., Buchthal S. D., Alicata D., Skranes J., Johansen H., Hernandez A., Yamakawa R., Kuperman J. M., Dale A. M. «Structural growth trajectories and rates of change in the first 3 months of infant brain development». *Jama Neurology*. Oktober 2014; 71(10): 1266–1274.

Jerison H.J. Brain to body ratio and the evolution of intelligence. *Science*. 1955; 121 (3144): 447–449. doi: 10.1126/science.121.3144.447.

Kennedy K. M., Raz N. «Age, sex and regional brain volumes predict perceptual-motor skill acquisition». *Cortex*. August 2005; 41(4): 560–569.

Lenroot R. K., Gogtay N., Greenstein D. K., Wells E. M., Wallace G. L, Clasen L. S., Blumenthal J. D., Lerch J., Zijdenbos A. P., Evans A. C., Thompson P. M., Giedd J. N. Sexual dimorphism of brain developmental trajectories during childhood and adolescence». *Neuroimage*. Juli 2007; 15; 36(4): 1065–1073.

Pietschnig J., Penke L., Wicherts J. M., Zeiler M., Voracek M. «Meta-analysis of associations between human brain volume and intelligence differences: How strong are they and what do they mean?» *Neuroscience & Biobehavioral Reviews*. Oktober 2015; 57: 411–432.

Rabinowicz T., Petetot J. M., Gartside P. S., Sheyn D., Sheyn T., de C. M. «Structure of the cerebral cortex in men and women». *Journal of Neuropathology & Experimental Neurology*. Januar 2002; 61(1): 46–57.

Ramos Bernardes da Silva Filho S., Oliveira Barbosa J. H., Rondinoni C., Dos Santos A. C., Garrido Salmon C. E., da Costa Lima N. K., Ferriolli E., Moriguti J. C. «Neuro-degeneration profile of Alzheimer's patients: A brain morphometry study». *NeuroImage: Clinical*. April 2017; 3; 15: 15–24.

Rijpkema M., Everaerd D., van der Pol C., Franke B., Tendolkar I., Fernández G. «Normal sexual dimorphism in the human basal ganglia». *Human Brain Mapping*. Mai 2012; 33(5): 1246–1252.

Rushton J. P., Ankney C. D. «Whole brain size and general mental ability: a review». *International Journal of Neuroscience*. Mai 2009; 119(5): 691–731.

Williams C.M., Peyre H, Toro R, Ramus F. Sex differences in the brain are not reduced to differences in body size. *Neurosci Biobehav* Rev. 2021 Nov. 130:509–511. doi: 10.1016/j.neubiorev.2021.09.015.

2. Das Denkvermögen: gleichwertig, aber nicht gleich

Archer J. «The reality and evolutionary significance of human psychological sex differences». *Biological reviews of the Cambridge Philosophical Society*. 2019; 94(4): 1381–1415.

Campbell M. J., Toth A. J., Brady N. «Illuminating sex differences in mental rotation using pupillometry». *Biological Psychology*. 2018; 138: 19–26.

CBSs-rapport onderwijs 2019 https://www.onderwijsincijfers.nl/kengetallen/

Connolly H. L., Lefevre C. E., Young A. W., Lewis G. J. «Sex differences in emotion recognition: Evidence for a small overall female superiority on facial disgust». *Emotion*. April 2019; 19(3): 455–464.

Constantinescu M., Moore D. S., Johnson S. P., Hines M. «Early contributions to infants' mental rotation abilities». *Developmental Science*. 2018; 21(4): e12613.

Erdmann K., Schaal N. K., Meinlschmidt G., Tegethoff M., Fröhlich S., Kozlowski P., Rivet N., Jamey C., Reix N., Kintz P., Raul J. S., Heil M. «Sex specific relationships between infants' mental rotation ability and amiotic sex hormones». *Neuroscience Letters*. 2019; 707: 134298.

Feng J., Spence I., Pratt J. «Playing an action video game reduces gender differences in spatial cognition». *Psychological Science*. Oktober 2007; 18(10): 850–855.

Flynn J.R. «Israeli military IQ tests: gender differences small; IQ gains large». *Journal of Biosocial Science*. Oktober 1998; 30(4): 541–553.

Heyden K. M. van der, Huizinga M., Jolles J. «Effects of a classroom intervention with spatial play materials on children's object and viewer transformation abilities». *Developmental Psychology*. 2017; 53(2): 290–305.

Hyde J. S. «Sex and cognition: gender and cognitive functions». *Current Opinion in Neurobiology*. Juni 2016; 38: 53–56.

Hyde J. S., Canning E. A., Rozek C. S., Clarke E., Hulleman C. S., Harackiewicz J. M. «The Role of Mothers' Communication in Promoting Motivation for Math and Science Course-Taking in High School». *Journal of Adolescent Research*. 2017; 27(1): 49–64.

Jansen P., Paes F., Hoja S., Machado S. «Mental Rotation Test Performance in Brazilian and German Adolescents: The Role of Sex, Processing Speed, and Physical Activity in Two Different Cultures». *Frontiers in Psychology*. 2019 26; 10: 945.

Lauer J. E., Yhang E., Lourenco S. F. «The development of gender differences in spatial reasoning: A meta-analytic review». *Psychological Bulletin*. Juni 2019; 145(6): 537–565.

Lynn R. «Sex differences in intelligence: some comments on Mackintosh and Flynn». *Journal of Biosocial Science*. Oktober 1998; 30(4): 555–9.

Peragine D., Simeon-Spezzaferro C., Brown A., Gervais N. J., Hampson E., Einstein G. «Sex difference or hormonal difference in mental rotation? The influence of ovarian milieu». *Psychoneuroendocrinology*. November 2019; 9: 104488.

Priess-Groben H. A., Hyde J. S. «Implicit Theories, Expectancies, and Values Predict Mathematics Motivation and Behavior across High School and College». *Journal of Youth and Adolescence*. 2017; 46(6): 1318–1332.

Spence I., Yu J. J., Feng J., Marshman J. «Women match men when learning a spatial skill». *Journal of Experimental Psychology: Learning, Memory and Cognition*. Juli 2009; 35(4): 1097–1103.

Szymanowicz A., Furnham A. «Gender and gender role differences in self- and other-estimates of multiple intelligences». *Journal of Social Psychology*. Juli–August 2013; 153(4): 399–423.

Tetering M. van, van der Donk M., de Groot R. H. M., Jolles J. «Sex Differences in the performance of 7–12 Year Olds on a Mental Rotation Task and the Relation With Arithmetic Performance». *Frontiers in Psychology*. 2019 30; 10: 107.

Toivainen T., Pannini G., Papageorgiou K.A., Malanchini M., Rimfeld K., Shakeshaft N., Kovas Y. «Prenatal testosterone does not explain sex differences in spatial ability». *Scientific Reports*. September 2018 12; 8(1): 13653.

Wei W., Chen C., Dong Q., Zhou X. «Sex Differences in Gray Matter Volume of the Right Anterior Hippocampus Explain Sex Differences in Three-Dimensional Mental Rotation». *Frontiers in Human Neuroscience*. 2016 15; 10: 580.

3. Persönlichkeitsunterschiede

Bell M. D., Imal A. E., Pittman B., Jin G., Wexler B. E. «The development of adaptive risk taking and the role of executive functions in a large sample of school-age boys and girls». *Trends in Neuroscience and Education*. Dezember 2019; 17: 100120.

Beltz A. M., Swanson J. L., Berenbaum S. A. «Gendered occupational interests: prenatal androgen effects on psychological orientation to Things versus People». *Hormones and Behaviour.* 2011; 60(4): 313–317.

Berenbaum S. A., Beltz A. M. «Sexual differentiation of human behavior: effects of prenatal and pubertal organizational hormones». *Frontiers in Neuroendocrinology.* 2011; 32(2): 183–200.

Bolle, M. De, De Clercq B., De Caluwé E., Verbeke L. «Exploring the complexity of the childhood trait-psychopathology association: Continuity, pathoplasty, and complication effects». *Development and Psychopathology.* Februar 2016; 28(1): 139–148.

Bolle, M. De, De Fruyt F., McCrae R. R., Löckenhoff C. E., Costa P. T., Aguilar-Vafaie M. E., et al. «The emergence of sex differences in personality traits in early adolescence: A cross-sectional, cross-cultural study». *Journal of Personality and Social Psychology.* 2015; 108(1): 171–185.

Dekkers T. J., Van Rentergem J. A. A., Meijer B., Popma A., Wagemaker E., Huizenga H. M. «A meta-analytical evaluation of the dual-hormone hypothesis: Does cortisol moderate the relationship between testosterone and status, dominance, risk taking, aggression, and psychopathy?» *Neuroscience & Biobehavioral Reviews.* 2019; 96: 250–271.

Geniole S. N., Procyshyn T. L., Marley N., Ortiz T. L., Bird B. M., Marcellus A. L., Welker K. M., Bonin P. L., Goldfarb B., Watson N. V., Carré J. M. «Using a Psychopharmacogenetic Approach To Identify the Pathways Through Which – and the People for Whom – Testosterone Promotes Aggression». *Psychological Science.* 2019; 30(4): 481–494.

Hines M., Alexander G. M. «Monkeys, girls, boys and toys: a confirmation. Letter regarding «Sex differences in toy preferences: striking parallels between monkeys and humans». *Hormones and Behaviour.* 2008; 54(3): 478–479;

Kajonius P., Mac Giolla E. «Personality traits across countries: Support for similarities rather than differences». *PLOS One.* 2017 16; 12(6): e0179646.

Kurath J., Mata R. «Individual differences in risk taking and endogeneous levels of testosterone, estradiol, and cortisol: A systematic literature search and three independent meta-analyses». *Neuroscience & Biobehavioral Reviews.* 2018; 90: 428–446.

Metzger N. Y., Boettger S. «The effect of testosterone therapy on personality traits of trans men: a controlled prospective study in Germany and Switzerland». *Psychiatry Research.* Juni 2019; 276: 31–38.

Nave G., Nadler A., Dubois D., Zava D., Camerer C., Plassmann H. «Single-dose testosterone administration increases men's preference for status goods». *Nature Communications*. 2018 3; 9(1): 2433.

Schmitt D. P., Long A. E., McPhearson A., O'Brien K., Remmert B., Shah S. H. «Personality and gender differences in global perspective». *International Journal of Psychology*. 2017; 52 Suppl 1: 45–56.

Tetering M. A. J. van, de Groot R. H. M., Jolles J. «Boy-Girl Differences in Pictorial Verbal Learning in Students Aged 8–12 Years and the Influence of Parental Education». *Frontiers in Psychology*. 2018 8; 9: 1380.

Tetering M. A. J. van, de Groot R. H. M., Jolles J. «Teacher-Evaluated Self-Regulation Is Related to School Achievement and Influenced by Parental Education in Schoolchildren Aged 8–12: A Case-Control Study». *Frontiers in Psychology*. April 2018 4; 9: 438.

Tetering M. A. J. van, Jolles J. «Teacher Evaluations of Executive Functioning in Schoolchildren Aged 9–12 and the Influence of Age, Sex, Level of Parental Education». *Frontiers in Psychology*. 2017 3; 8: 481.

4. Wie geht das Umfeld mit Mädchen und Jungen um?

Alexander G. M., Hines M. «Gender labels and play styles: their relative contribution to children's selection of playmates.» *Child Development*. 1994; 65(3): 869–879.

Clearfield, M. W., Nelson N. M. «Sex Differences in Mothers' Speech and Play Behavior with 6-, 9-, and 14-Month-Old Infants.» *Sex-Roles* 54; 127–137 (2006). https://doi.org/10.1007/s11199-005-8874-1.

Endendijk J. J., Groeneveld M. G., Mesman J. «The Gendered Family Process Model: An Integrative Framework of Gender in the Family». *Archives of Sexual Behavior*. Mai 2018; 47(4): 877–904.

Golombok S., Rust J., Zervoulis K., Croudace T., Golding J., Hines M. «Developmental trajectories of sex-typed behavior in boys and girls: a longitudinal general population study of children aged 2.5–8 years.» *Child Development*. September–Oktober 2008; 79(5): 1583–1593.

Golombok S., Rust J., Zervoulis K., Golding J., Hines M. «Continuity in sex-typed behavior from preschool to adolescence: a longitudinal population study of boys and girls aged 3–13 years». *Archives of Sexual Behavior*. Juni 2012; 41(3): 591–597.

Hines M. «Gender development and the human brain». *The Annual Review of Neuroscience*. Juni 2011; 34: 69–88.

Jadva V., Hines M., Golombok S. «Infants' preferences for toys, colors, and shapes: sex differences and similarities». *Archives of Sexual Behavior*. 2010; 39(6): 1261–1273.

Kahneman, Daniel. Thinking fast and slow (Penguin Books: London, 2011). In Deutsch erschienen unter dem Titel: Schnelles Denken, langsames Denken (Siedler Verlag, München 2012).

Mattocks C., Hines M., Ness A., Leary S., Griffiths A., Tilling K., Blair S. N., Riddoch C. «Associations between sex-typed behaviour at age 31/2 and levels and patterns of physical activity at age 12: the Avon Longitudinal Study of Parents and Children». *Archives of Disease in Childhood*. 2010; 95(7): 509–512.

Project Implicit. Harvard University USA https://implicit.harvard. edu/implicit/takeatest.html.

Sivak E., Smirnov I. «Parents mention sons more often than daughters on social media». *Proceedings of the National Academy of Sciences of the United States of America*. 2019 5; 116(6): 2039–2041.

Tetering M. A. J. van, Jolles J. «Teacher Evaluations of Executive Functioning in Schoolchildren Aged 9–12 and the Influence of Age, Sex, Level of Parental Education». *Frontiers in Psychology*. 2017 3; 8: 481.

Wong W. I., Hines M. «Effects of Gender Color-Coding on Toddlers' Gender-Typical Toy Play». *Archives of Sexual Behavior*. 2015; 44(5): 1233–42.

Wong W. I., Hines M. «Preferences for Pink and Blue: The Development of Color Preferences as a Distinct Gender-Typed Behavior in Toddlers». *Archives of Sexual Behavior*. Juli 2015; 44(5): 1243–1254.

5. *Eine Hirnhälfte ist nicht wie die andere*

Pallayova M., Brandeburova A., Tokarova D. «Update on Sexual Dimorphism in Brain Structure-Function Interrelationships: A Literature Review». *Applied Psychophysiology and Biofeedback*. 2019; 44(4): 271–284.

Somers M., Aukes M. F., Ophoff R. A., Boks M. P., Fleer W., de Visser K. C., Kahn R. S., Sommer I. E. «On the relationship between degree of hand-preference and degree of language lateralization». *Brain and Language*. 2015; 144: 10–15.

Somers M., Shields L. S., Boks M. P., Kahn R. S., Sommer I. E. «Cognitive benefits of right-handedness: a meta-analysis». *Neuroscience & Biobehavioral Reviews.* 2015; 51: 48–63.

Somers M., Sommer I. E., Boks M. P., Kahn R. S. «Hand-preference and population schizotypy: a meta-analysis». *Schizophrenia Research.* 2009; 108 (1–3): 25–32.

Sommer I. E., Aleman A., Bouma A., Kahn R. «Do women really have more bilateral language representation than men? A meta-analysis of functional imaging studies». *Brain.* 2004; 127(Pt 8): 1845–52.

Sommer I. E., Aleman A., Somers M., Boks M. P., Kahn R. S. «Sex differences in handedness, asymmetry of the planum temporale and functional language lateralization». *Brain Research.* 2008 24; 1206: 76–88.

Strauss E., Kosaka B., Wada J. «The neurobiological basis of lateralized cerebral function. A review». *Human neurobiology.* 1983; 2(3): 115–127.

Strauss E., Wada J., Goldwater B. «Sex differences in interhemispheric reorganization of speech». *Neuropsychologia.* April 1992; 30(4): 353–359.

Wada Y., Nanbu Y., Kadoshima R., Jiang Z.Y., Koshino Y., Hashimoto T. «Interhemispheric EEG coherence during photic stimulation: sex differences in normal young adults». *International Journal of Psychophysiology.* April/Mai 1996; 22(1–2): 45–51.

Wallentin M. «Sex differences in post-stroke aphasia rates are caused by age. A meta-analysis and database query». *PLOS One.* 2018 20; 13(12): e0209571.

6. *Komplexe Erklärungen für männliche und weibliche Intelligenz*

Gaignard P., Fréchou M., Liere P., Thérond P., Schumacher M., Slama A., Guennoun R. «Sex differences in brain mitochondrial metabolism: influence of endogenous steroids and stroke». *Journal of Neuroendocrinology.* Februar 2018; 30(2).

Grimm A., Eckert A. «Brain aging and neurodegeneration: from a mitochondrial point of view». *Journal of Neurochemistry.* 2017; 143(4): 418–431.

Gur R. E., Gur R. C. «Gender differences in aging: cognition, emotions, and neuroimaging studies». *Dialogues in Clinical Neuroscience.* 2002; 4(2): 197–210.

Gur R. E., Gur R. C. «Gender differences in regional cerebral blood flow». *Schizophrenia Bulletin.* 1990; 16(2): 247–254.

Ingalhalikar M., Smith A., Parker D., Satterthwaite T. D., Elliott M. A., Ruparel K., Hakonarson H., Gur R. E., Gur R. C., Verma R. «Sex differences in the structural connectome of the human brain». *Proceedings of the National Academy of Sciences of the United States of America.* 2014 14; 111(2): 823–828.

Jiang R., Calhoun V. D., Cui Y., Qi S., Zhuo C., Li J., Jung R., Yang J.,Du Y., Jiang T., Sui J. «Multimodal data revealed different neurobiological correlates of intelligence between males and females». Brain Imaging and Behavior. Juli 2019.

Jiang R., Calhoun V. D., Fan L., Zuo N., Jung R., Qi S., Lin D., Li J., Zhuo C., Song M., Fu Z., Jiang T., Sui J. «Gender Differences in Connectome-based Predictions of Individualized Intelligence Quotient and Sub-domain Scores». Cerebral Cortex. 2020; 30(3): 888–900.

Jiang R., Zuo N., Ford J.M., Qi S., Zhi D., Zhuo C., Xu Y., Fu Z., Bustillo J., Turner J. A., Calhoun V. D., Sui J. «Task-induced brain connectivity promotes the detection of individual differences in brain-behavior relationships». *Neuroimage.* 2020 15; 207: 116370.

Khalifa A. R., Abdel-Rahman E. A., Mahmoud A. M., Ali M. H., Noureldin M., Saber S. H., Mohsen M., Ali S. S. «Sex-specific differences in mitochondria biogenesis, morphology, respiratory function, and ROS homeostasis in young mouse heart and brain». *Physiological Reports.* März 2017; 5(6): e13125. doi: 10.14814/phy2.13125.

Luders E., Narr K. L., Thompson P. M., Rex D. E., Jancke L., Steinmetz H., Toga A. W. «Gender differences in cortical complexity». *Nature Neuroscience.* 2004; 7(8): 799–800.

Silaidos C., Pilatus U., Grewal R., Matura S., Lienerth B., Pantel J., Eckert G. P. «Sex-associated differences in mitochondrial function in human peripheral blood mononuclear cells (PBMCs) and brain». *Biology of Sex Differences.* Juli 2018 25; 9(1): 34.

Thompson P. M., Song H., Polster B. M. «Fetal Programming and Sexual Dimorphism of Mitochondrial Protein Expression and Activity of Hearts of Prenatally Hypoxic Guinea Pig Offspring». *Oxidative Medicine and Cellular Longevity.* 2019 2; 2019: 7210249.

Tunç B., Solmaz B., Parker D., Satterthwaite T. D., Elliott M. A., Calkins M. E., Ruparel K., Gur R. E., Gur R. C., Verma R. «Establishing a link between sex-related differences in the structural connectome and behaviour». *Philosophical Transactions of the Royal Society.* 2016 19; 371(1688): 20150111.

7. Wie wird aus einem Embryo ein Junge, ein Mädchen oder eine Person mit einem nichtstandardisierten Geschlecht?

Antonucci R., Zaffanello M., Puxeddu E., et al. «Use of non-steroidal anti-inflammatory drugs in pregnancy: impact on the fetus and newborn». *Current Drug Metabolism.* 2012; 13(4): 474–490.

Auyeung B., Baron-Cohen S., Ashwin E., Knickmeyer R., Taylor K., Hackett G., Hines M. «Do Fetal testosterone predicts sexually differentiated childhood behavior in girls and in boys». *Psychological Science.* Februar 2009; 20(2): 144–148.

Auyeung B., Knickmeyer R., Ashwin E., Taylor K., Hackett G., Baron-Cohen S. «Effects of fetal testosterone on visuospatial ability». *Archives of Sexual Behavior.* 2012; 41(3): 571–581.

Auyeung B., Lombardo M. V., Baron-Cohen S. «Prenatal and postnatal hormone effects on the human brain and cognition». *Pflügers Archiv: European Journal of Physiology.* Mai 2013; 465(5): 557–571.

Bao A. M., Swaab D. F. «Sexual differentiation of the human brain: relation to gender identity, sexual orientation and neuropsychiatric disorders». *Frontiers in Neuroendocrinology.* 2011; 32(2): 214–226.

Ben Maamar M., Lesné L., Hennig K., et al. «Ibuprofen results in alterations of human fetal testis development». *Scientific Reports.* Mai 2017; 7: 44184.

Dessens A. B., Slijper F. M., Drop S. L. «Gender dysphoria and gender change in chromosomal females with congenital adrenal hyperplasia». *Archives of Sexual Behavior.* 2005; 34 (4): 389–397.

Kessler S., Moos R.H. «The XYY karyotype and criminality: a review». *Journal of Psychiatric Research.* 1970; 7(3): 153–170.

Lai M. C., Lombardo M. V., Auyeung B., Chakrabarti B., Baron-Cohen S. «Sex/gender differences and autism: setting the scene for future research». *Journal of the American Academy of Child and Adolescent Psychiatry.* 2015; 54 (1): 11–24.

Lombardo M. V., Ashwin E., Auyeung B., Chakrabarti B., Lai M. C., Taylor K., Hackett G., Bullmore E. T., Baron-Cohen S. «Fetal programming effects of testosterone on the reward system and behavioral approach tendencies in humans». *Biological Psychiatry.* November 2012 15; 72(10): 839–847.

Lombardo M. V., Ashwin E., Auyeung B., Chakrabarti B., Taylor K., Hackett G., Bullmore E. T., Baron-Cohen S. «Fetal testosterone influences sexually dimorphic gray matter in the human brain». *Journal of Neuroscience.* 2012 11; 32(2): 674–680.

Mazaud-Guittot S., Nicolas Nicolaz C., Desdoits-Lethimonier C., et al. «Paracetamol, aspirin, and indomethacin induce endocrine disturbances in the human fetal testis capable of interfering with testicular descent». *The Journal of Clinical Endocrinology and Metabolism.* 2013; 98(11): E1757–E1767.

McCarthy M. M., Nugent B. M., Lenz K. M. «Neuroimmunology and neuroepigenetics in the establishment of sex differences in the brain». *Nature Reviews Neuroscience.* August 2017; 18(8): 471–484.

McCarthy M. M., Wright C. L., Schwarz J. M. «New tricks by an old dogma: mechanisms of the Organizational/Activational Hypothesis of steroid-mediated sexual differentiation of brain and behavior». *Hormones and Behaviour.* Mai 2009; 55(5): 655–665.

McWhirter K. «XYY Chromosome and Criminal Acts». *Science.* Juni 1969 6; 164(3884): 1117.

Nielsen J. «Criminality among patients with Klinefelter's syndrome and the XYY syndrome». *British Journal of Psychiatry.* Oktober 1970; 117(539): 365–369.

Nugent B. M., Wright C. L., Shetty A. C., Hodes G. E., Lenz K. M., Mahurkar A., Russo S. J., Devine S. E., McCarthy M. M. «Corrigendum: Brain feminization requires active repression of masculinization via DNA methylation». *Nature Neuroscience.* Mai 2017 25; 20(6): 896.

Nugent B. M., Wright C. L., Zup S. L., McCarthy M. M. «Masculinization induced by neonatal exposure to PGE(2) or estradiol alters c-fos induction by estrous odors in adult rats». *Physiology and Behavior.* Februar 2009; 96(2): 383–388.

Piekarski, D. J., Boivin, J. R. & Wilbrecht, L. «Ovarian hormones organize the maturation of inhibitory neurotransmission in the frontal cortex at puberty onset in female mice». *Current Biology.* 2017; 27: 1735–1745.

Price W. H., Strong J. A., Whatmore P. B., McClemont W. F. «Criminal patients with XYY sex-chromosome complement». *The Lancet.* März 1966 12; 1(7437): 565–566.

Price W.H. «XYY syndrome». *Proceedings of the Royal Society of Medicine*. Juli 1968; 61(7): 654.

Schröder J., de la Chapelle A., Hakola P., Virkkunen M. «The frequency of XYY and XXY men among criminal offenders. *Acta Psychiatrica Scandinavica*. März 1981; 63(3): 272–276.

Walker, D. M. et al. «Adolescence and reward: making sense of neural and behavioral changes amid the chaos». *Journal of Neuroscience*. 2017 37, 10855–10866.

8. Die Entwicklung des Gehirns

Barzilay R., White L. K., Calkins M. E., Moore T. M., Young J. F., Wolf D. H., Satterthwaite T. D., Gur R. C., Gur R. E. «Sex-Specific Association Between High Traumatic Stress Exposure and Social Cognitive Functioning in Youths». *Biological Psychiatry: Cognitive Neuroscience and Neuroimaging*. Oktober 2018; 3(10): 860–867.

Baum G. L., Ciric R., Roalf D. R., Betzel R. F., Moore T. M., Shinohara R. T., Kahn A. E., Vandekar S. N., Rupert P. E., Quarmley M., Cook P. A., Elliott M. A., Ruparel K., Gur R. E., Gur R. C., Bassett D. S., Satterthwaite T. D. «Modular Segregation of Structural Brain Networks Supports the Development of Executive Function in Youth». *Current Biology*. Juni 2017 5; 27(11): 1561–1572.e8.

Bishop K. M., Wahlsten D. «Sex differences in the human corpus callosum: myth or reality?» *Neuroscience & Biobehavioral Reviews*. September 1997; 21(5): 581–601. Review.

Björnholm L., Nikkinen J., Kiviniemi V., Nordström T., Niemelä S., Drakesmith M., Evans J. C., Pike G. B., Veijola J., Paus T. «Structural properties of the human corpus callosum: Multimodal assessment and sex differences». *Neuroimage*. Mai 2017 15; 152: 108–118.

Chai L. R., Khambhati A. N., Ciric R., Moore T. M., Gur R. C., Gur R. E., Satterthwaite T. D., Bassett D. S. «Evolution of brain network dynamics in neurodevelopment». *Network Neuroscience*. Februar 2017; 1(1): 14–30.

Cornblath E. J., Tang E., Baum G. L., Moore T. M., Adebimpe A., Roalf D. R., Gur R. C., Gur R. E., Pasqualetti F., Satterthwaite T. D., Bassett D. S. «Sex differences in network controllability as a predictor of executive function in youth». *Neuroimage*. 2019; 188: 122–134.

Erus G., Battapady H., Satterthwaite T. D., Hakonarson H., Gur R. E., Davatzikos C., Gur R. C. «Imaging patterns of brain development and their relationship to cognition». *Cerebral Cortex*. 2015 Juni; 25(6): 1676–1684.

Genc S., Malpas C. B., Ball G., Silk T.J., Seal M. L. «Age, sex, and puberty related development of the corpus callosum: a multi-technique diffusion MRI study». *Brain Structure and Function*. 2018; 223(6): 2753–2765.

Gennatas E. D., Avants B. B., Wolf D. H., Satterthwaite T. D., Ruparel K., Ciric R., Hakonarson H., Gur R. E., Gur R. C. «Age-Related Effects and Sex Differences in Gray Matter Density, Volume, Mass, and Cortical Thickness from Childhood to Young Adulthood». *Journal of Neuroscience*. Mai 2017 17; 37(20): 5065–5073.

Goddings A. L., Beltz A., Peper J. S., Crone E.A., Braams B. R. Understanding the Role of Puberty in Structural and Functional Development of the Adolescent Brain. *J Res Adolesc*. 2019 März;29(1): 32–53. doi: 10.1111/jora.12408.

Gur R. E., Moore T. M., Rosen A. F. G., Barzilay R., Roalf D. R., Calkins M. E., Ruparel K., Scott J. C., Almasy L., Satterthwaite T. D., Shinohara R. T., Gur R. C. «Burden of Environmental Adversity Associated With Psychopathology, Maturation, and Brain. Behavior Parameters in Youths». *Jama Psychiatry*. Mai 2019.

Gur R. C., Gur R. E., Obrist W. D., Hungerbuhler J. P., Younkin D., Rosen A.D., Skolnick B. E., Reivich M. «Sex and handedness differences in cerebral blood flow during rest and cognitive activity». *Science*. August 1982 13; 217(4560): 659–661.

Gur R. C., Gur R. E. «Complementarity of sex differences in brain and behavior: From laterality to multimodal neuroimaging». *Journal of Neuroscience Research*. 2017 2; 95(1–2): 189–199.

Gur R. E., Gur R. C. «Sex differences in brain and behavior in adolescence: Findings from the Philadelphia Neurodevelopmental Cohort». *Neuroscience & Biobehavioral Reviews*. November 2016; 70: 159–170.

Hemmen J. van, Veltman D. J., Hoekzema E., Cohen-Kettenis P. T., Dessens A. B., Bakker J. «Neural Activation During Mental Rotation in Complete Androgen Insensitivity Syndrome: The Influence of Sex Hormones and Sex Chromosomes». *Cerebral Cortex*. März 2016; 26(3): 1036–1045.

Hoekzema E., Schagen S. E., Kreukels B. P., Veltman D. J., Cohen-Kettenis P. T., Delemarre-van de Waal H., Bakker J. «Regional volumes and spatial volumetric distribution of gray matter in the gender dysphoric brain». *Psychoneuroendocrinology*. Mai 2015; 55: 59–71.

Ingalhalikar M., Smith A., Parker D., Satterthwaite T. D., Elliott M. A., Ruparel K., Hakonarson H., Gur R. E., Gur R. C., Verma R. «Sex differences in the structural connectome of the human brain». *Proceedings of the National Academy of Sciences of the United States of America.* 2014 14; 111(2): 823–828.

Kogler L., Seidel E. M., Metzler H., Thaler H., Boubela R. N., Pruessner J. C., Kryspin-Exner I., Gur R. C., Windischberger C., Moser E., Habel U., Derntl B. «Impact of self-esteem and sex on stress reactions». *Scientific Reports.* 2017 8; 7(1): 17210.

Kubera B., Hubold C., Otte S., Lindenberg A. S., Zeiss I., Krause R., Steinkamp M., Klement J., Entringer S., Pellerin L., Peters A. «Rise in plasma lactate concentrations with psychosocial stress: a possible sign of cerebral energy demand». *Obesity Facts.* 2012; 5(3): 384–392.

Kubera B., Hubold C., Zug S., Wischnath H., Wilhelm I., Hallschmid M., Entringer S., Langemann D., Peters A. «The brain's supply and demand in obesity». *Front Neuroenergetics.* März 2012 8; 4: 4.

Manotas M. C., González D.M., Céspedes C., Forero C., Rojas Moreno A.P. Genetic and Epigenetic Control of Puberty. *Sex Dev.* 2022;16(1):1–10. doi: 10.1159/000519039. Epub 2021 Okt 14. PMID: 34649256; PMCID: PMC8820423.

Pehlivanova M., Wolf D. H., Sotiras A., Kaczkurkin A. N., Moore T. M., Ciric R., Cook P. A., Garcia de La Garza A., Rosen A. F. G., Ruparel K., Sharma A., Shinohara R. T., Roalf D. R., Gur R. C., Davatzikos C., Gur R. E., Kable J. W., Satterthwaite T. D. «Diminished Cortical Thickness Is Associated with Impulsive Choice in Adolescence». *Journal of Neuroscience.* 2018 7; 38(10): 2471–2481.

Reardon P.K., Seidlitz J., Vandekar S., Liu S., Patel R., Park M. T. M., Alexander-Bloch A., Clasen L. S., Blumenthal J. D., Lalonde F. M., Giedd J. N., Gur R.C., Gur R. E., Lerch J. P., Chakravarty M. M., Satterthwaite T. D., Shinohara R. T., Raznahan A. «Normative brain size variation and brain shape diversity in humans». *Science.* Juni 2018 15; 360(6394): 1222–1227.

Satterthwaite T. D., Connolly J. J., Ruparel K., Calkins M. E., Jackson C., et al. «The Philadelphia Neurodevelopmental Cohort: A publicly available resource for the study of normal and abnormal brain development in youth». *Neuroimage.* Januar 2016; 124(Pt B): 1115–1119.

Staphorsius A. S., Kreukels B. P., Cohen-Kettenis P. T., Veltman D. J., Burke S. M., Schagen S. E., Wouters F. M., Delemarre-van de Waal H. A., Bakker J.

«Puberty suppression and executive functioning: An fMRI-study in adolescents with gender dysphoria». *Psychoneuroendocrinology*. 2015; 56: 190–199.

Tang E., Giusti C., Baum G. L., Gu S., Pollock E., Kahn A. E., Roalf D. R., Moore T. M., Ruparel K., Gur R. C., Gur R. E., Satterthwaite T. D., Bassett D. S. «Developmental increases in white matter network controllability support a growing diversity of brain dynamics». *Nature Communications*. November 2017 1; 8(1): 1252.

Vandekar S. N., Shinohara R. T., Raznahan A., Roalf D. R., Ross M., DeLeo N., Ruparel K., Verma R., Wolf D. H., Gur R. C., Gur R. E., Satterthwaite T. D. «Topologically dissociable patterns of development of the human cerebral cortex». *Journal of Neuroscience*. 2015 14; 35(2): 599–609.

Vandekar S. N., Shou H., Satterthwaite T. D., Shinohara R. T., Merikangas A. K., Roalf D. R., Ruparel K., Rosen A., Gennatas E. D., Elliott M.A., Davatzikos C., Gur R. C., Gur R. E., Detre J.A. «Sex differences in estimated brain metabolism in relation to body growth through adolescence». *Journal of Cerebral Blood Flow & Metabolism*. 2019; 39(3): 524–535.

9. *Eine kleine Gehirnstruktur mit großen geschlechtsspezifischen Unterschieden*

Aste N., Panzica G. C., Aimar P., Viglietti-Panzica C., Harada N., Foidart A., Balthazart J. «Morphometric studies demonstrate that aromatase-immunoreactive cells are the main target of androgens and estrogens in the quail medial preoptic nucleus». *Experimental Brain Research*. 1994; 101(2): 241–252.

Hofman M. A., Fliers E., Goudsmit E., Swaab D. F. «Morphometric analysis of the suprachiasmatic and paraventricular nuclei in the human brain: sex differences and age-dependent changes». *Journal of Anatomy*. Oktober 1988; 160: 127–143.

Hofman M. A., Swaab D. F. «Seasonal changes in the suprachiasmatic nucleus of man». *Neuroscience Letters*. Mai 1992 25; 139(2): 257–260.

Hofman M. A., Swaab D. F. «The sexually dimorphic nucleus of the preoptic area in the human brain: a comparative morphometric study». *Journal of Anatomy*. 1989; 164: 55–72.

Panzica G., Viglietti-Panzica C., Sanchez F., Sante P., Balthazart J. «Effects of testosterone on a selected neuronal population within the preoptic sexually

dimorphic nucleus of the Japanese quail». *The Journal of Comparative Neurology*. Januar 1991; 303(3): 443–456.
Swaab D. F., Gooren L. J., Hofman M. A. «Brain research, gender and sexual orientation». *Journal of Homosexuality*. 1995; 28(3–4): 283–301.
Swaab D. F., Gooren L. J., Hofman M. A. «Gender and sexual orientation in relation to hypothalamic structures». *Hormone Research*. 1992; 38 Suppl 2: 51–61.
Swaab D. F., Gooren L. J., Hofman M. A. «The human hypothalamus in relation to gender and sexual orientation». *Progress in Brain Research*. 1992; 93: 205–17; discussion 217–219.
Swaab D. F. «Development of the human hypothalamus». *Neurochemical Research*. Mai 1995; 20(5): 509–519. Review.

10. *Was passiert, wenn man das Geschlecht ändert?*

Beek T. F., Kreukels B. P., Cohen-Kettenis P. T., Steensma T. D. «Partial Treatment Requests and Underlying Motives of Applicants for Gender Affirming Interventions». *The Journal of Sexual Medicine*. 2015; 12(11): 2201–2205.
Burke S. M., Kreukels B. P., Cohen-Kettenis P. T., Veltman D. J., Klink D. T., Bakker J. «Male-typical visuospatial functioning in gynephilic girls with gender dysphoria-organizational and activational effects of testosterone». *Journal of Psychiatry & Neuroscience*. Oktober 2016; 41(6): 395–404.
Callens N., Van Kuyk M., van Kuppenveld J. H., Drop S. L. S., Cohen-Kettenis P. T., Dessens A. B., Dutch Study Group on DSD. «Recalled and current gender role behavior, gender identity and sexual orientation in adults with Disorders/Differences of Sex Development». *Hormones and Behaviour*. 2016; 86: 8–20.
Graaf N. M. de, Cohen-Kettenis P. T., Carmichael P., de Vries A. L. C., Dhondt K., Laridaen J., Pauli D., Ball J., Steensma T. D. «Psychological functioning in adolescents referred to specialist gender identity clinics across Europe: a clinical comparison study between four clinics». *European Child & Adolescent Psychiatry*. Juli 2018; 27(7): 909–919.
Grift T. C. van de, Elaut E., Cerwenka S. C., Cohen-Kettenis P. T., Kreukels B. P. C. «Surgical Satisfaction, Quality of Life, and Their Association After Gender-Affirming Surgery: A Follow-up Study». *Journal of Sex & Marital Therapy*. 2018 17; 44(2): 138–148.

Hemmen J. van, Saris I. M. J., Cohen-Kettenis P. T., Veltman D. J., Pouwels P. J. W., Bakker J. «Sex Differences in White Matter Microstructure in the Human Brain Predominantly Reflect Differences in Sex Hormone Exposure». *Cerebral Cortex*. Mai 2017 1; 27(5): 2994–3001.

Heylens G., Elaut E., Kreukels B. P., Paap M. C., Cerwenka S., Richter-Appelt H., Cohen-Kettenis P. T., Haraldsen I. R., De Cuypere G. «Psychiatric characteristics in transsexual individuals: multicentre study in four European countries». *British Journal of Psychiatry*. Februar 2014; 204(2): 151–156.

Kreukels B P. C., Köhler B., Nordenström A., Roehle R., Thyen U., Bouvattier C., de Vries A. L. C., Cohen-Kettenis P. T.; dsd-LIFE group. «Gender Dysphoria and Gender Change in Disorders of Sex Development/Intersex Conditions: Results From the dsd- LIFE Study». *The Journal of Sexual Medicine*. 2018; 15(5): 777–785.

Lykens J. E., LeBlanc A. J., Bockting W. O. «Healthcare Experiences Among Young Adults Who Identify as Genderqueer or Non-binary». *LGBT Health*. April 2018; 5(3): 191–196.

Metzger N. Y., Boettger S. «The effect of testosterone therapy on personality traits of trans men: a controlled prospective study in Germany and Switzerland». *Psychiatry Research*. 2019; 276: 31–38.

Nota N. M., Burke S. M., den Heijer M., Soleman R. S., Lambalk C. B., Cohen-Kettenis P. T., Veltman D. J., Kreukels B. P., «Brain sexual differentiation and effects of cross-sex hormone therapy in transpeople: A resting-state functional magnetic resonance study». *Clinical Neurophysiology*. Dezember 2017; 47(5–6): 361–370.

Nota N. M., Kreukels B. P. C., den Heijer M., Veltman D. J., Cohen-Kettenis P. T., Burke S. M., Bakker J. «Brain functional connectivity patterns in children and adolescents with gender dysphoria: Sex-atypical or not?». *Psychoneuroendocrinology*. 2017; 86: 187–195.

Sandberg D. E., Gardner M., Cohen-Kettenis P. T. «Psychological aspects of the treatment of patients with disorders of sex development». *Seminars in Reproductive Medicine*. 2012 30(5): 443–452.

Soleman R. S., Schagen S. E., Veltman D. J., Kreukels B. P., Cohen-Kettenis P. T., Lambalk C. B., Wouters F., Delemarre-van de Waal H. A. «Sex differences in verbal fluency during adolescence: a functional magnetic resonance imaging study in gender dysphoric and control boys and girls». The Journal of Sexual Medicine. August 2013; 10(8): 1969–1977.

Soleman R. S., Staphorsius A. S., Cohen-Kettenis P. T., Lambalk C. B., Veltman D. J., van Trotsenburg M. A., Hompes P. G., Drent M. L., de Ronde W. P., Kreukels B. P. «Oestrogens are Not Related to Emotional Processing: a Study of Regional Brain Activity in Female-to-Male Transsexuals Under Gonadal Suppression». *Cerebral Cortex.* 2016; 26(2): 510–516.

Vermaat L. E. W., van der Miesen A. I. R., de Vries A. L. C., Steensma T. D., Popma A., Cohen-Kettenis P. T., Kreukels B. P. C. «Self-Reported Autism Spectrum Disorder Symptoms Among Adults Referred to a Gender Identity Clinic». *LGBT Health.* Mai/Juni 2018; 5(4): 226–233.

Vries A. L. de, Noens I. L., Cohen-Kettenis P. T., van Berckelaer-Onnes I. A., Doreleijers T. A. «Autism spectrum disorders in gender dysphoric children and adolescents». *Journal of Autism and Developmental Disorders.* August 2010; 40(8): 930–936.

Vries A. L. de, Roehle R., Marshall L., Frisén L., van de Grift T. C., Kreukels B. P. C., Bouvattier C., Köhler B., Thyen U., Nordenström A., Rapp M., Cohen-Kettenis P. T.; dsd-LIFE Group. «Mental Health of a Large Group of Adults With Disorders of Sex Development in Six European Countries». *Psychosomatic Medicine.* September 2019; 81(7): 629–640.

Wiepjes C. M., Nota N. M., de Blok C. J. M., Klaver M., de Vries A. L. C., Wensing-Kruger S. A., de Jongh R. T., Bouman M. B., Steensma T. D., Cohen-Kettenis P., Gooren L. J. G., Kreukels B. P. C., den Heijer M. The Amsterdam Cohort of Gender Dysphoria Study (1972–2015). «Trends in Prevalence, Treatment, and Regrets». *The Journal of Sexual Medicine.* April 2018; 15(4): 582–590.

11. Ein anderes Immunsystem

Di Stadio A., Ricci G., Greco A., de Vincentiis M., Ralli M. «Mortality rate and gender differences in covid-19 patients dying in Italy: A comparison with other countries». *European Review for Medical and Pharmacological Sciences.* April 2020; 24(8): 4066–4067.

Ewan Callaway «The coronavirus is mutating-does it matter?» *Nature* 585, 174–177 (2020) doi: 10.1038/d41586-020-02544-6.

Furman D., Hejblum B. P., Simon N., Jojic V., Dekker C. L., Thiébaut R., Tibshirani R.J., Davis M. M. «Systems analysis of sex differences reveals an immunosuppressive role for testosterone in the response to influenza vacci-

nation». *Proceedings of the National Academy of Sciences of the United States of America.* Januar 2014; 111(2): 869–874.
Garcia A. R., Natri H., Buetow K. H., Trumble B. C., Wilson M. A. «Evolution of Immune Sexual Dimorphism in Response to Placental Invasiveness: A Reply to Greenbaum and Greenbaum». *Trends in Genetics.* Januar 2020; 36(1): 5–7.
Garidou L., Laffont S., Douin-Echinard V., Coureau C., Krust A., Chambon P., Guéry J. C. «Estrogen receptor alpha signaling in inflammatory leukocytes is dispensable for 17beta-estradiol-mediated inhibition of experimental autoimmune encephalomye- litis». *Journal of Immunology.* August 2004 15; 173(4): 2435–2442.
Laffont S., Blanquart E., Guéry J. C. «Sex Differences in Asthma: A Key Role of Androgen-Signaling in Group 2 Innate Lymphoid Cells». *Frontiers in Immunology.* August 2017 31; 8: 1069.
Laffont S., Blanquart E., Guéry J.C. «Sex-bias in allergic asthma: androgens and group 2 innate lymphoid cells». *Médecine/sciences.* März 2018; 34(3): 247–252.
Laffont S., Guéry J. C. «Deconstructing the sex bias in allergy and autoimmunity: From sex hormones and beyond». *Advances in Immunology.* 2019; 142: 35–64.
Laffont S., Rouquié N., Azar P., Seillet C., Plumas J., Aspord C., Guéry J. C. «X-Chromosome complement and estrogen receptor signaling independently contribute to the enhanced TLR7-mediated IFN-α production of plasmacytoid dendritic cells from women». *Journal of Immunology.* Dezember 2014 1; 193(11): 5444–5452.
Lefèvre N., Noyon B., Biarent D., Corazza F., Duchateau J., Casimir G. «Sex Differences in Inflammatory Response and Acid-Base Balance in Prepubertal Children with Severe Sepsis». *Shock.* April 2017; 47(4): 422–428.
Lenz K. M., McCarthy M. M. «A starring role for microglia in brain sex differences». *Neuroscientist.* Juni 2015; 21(3): 306–321.
Naeem A., Silveyra P. «Sex Differences in Paediatric and Adult Asthma». *European Medical Journal.* 2019; 4(2): 27–35.
Natri H., Garcia A. R., Buetow K. H., Trumble B. C., Wilson M. A. «Endogenous Retroviruses and the Pregnancy Compensation Hypothesis: A Reply to David». *Trends in Genetics.* Januar 2020; 36(1): 2–3.
Natri H., Garcia A. R., Buetow K. H., Trumble B. C., Wilson M. A. «The

Pregnancy Pickle: Evolved Immune Compensation Due to Pregnancy Underlies Sex Differences in Human Diseases». *Trends in Genetics*. Juli 2019; 35(7): 478–488.

Nugent B. M., Wright C. L., Shetty A. C., Hodes G. E., Lenz K. M., Mahurkar A., Russo S. J., Devine S. E., McCarthy M. M. «Brain feminization requires active repression of masculinization via dna methylation». *Nature Neuroscience*. Mai 2015; 18(5): 690–697.

Sharma G., Volgman A. S., Michos E. D. «Sex Differences in Mortality from covid-19 Pandemic: Are Men Vulnerable and Women Protected?» *JACC Case Reports*. Mai 2020. doi: 10.1016/j. jaccas.2020.04.027.

Shen-Orr S. S., Furman D. «Variability in the immune system: of vaccine responses and immune states». *Current Opinion in Immunology*. August 2013; 25(4): 542–547.

Williams Z. «Inducing tolerance to pregnancy». *New England Journal of Medicine*. September 2012 20; 367(12): 1159–1161.

Zeng F., Dai C., Cai P., Wang J., Xu L., Li J., Hu G., Wang Z., Zheng F., Wang L. «A comparison study of SARS-CoV-2 IgG antibody between male and female COVid-19 patients: a possible reason underlying different outcome between sex». *Journal of Medical Virology*. Mai 2020. doi: 10.1002/jmv.25989.

12. Ein anderes Stresssystem

Albert K., Pruessner J., Newhouse P. «Estradiol levels modulate brain activity and negative responses to psychosocial stress across the menstrual cycle». *Psychoneuroendocrinology*. September 2015; 59: 14–24.

Barzilay R., White L.K., Calkins M. E., Moore T. M., Young J. F., Wolf D. H., Satterthwaite T. D., Gur R. C., Gur R. E. «Sex-Specific Association Between High Traumatic Stress Exposure and Social Cognitive Functioning in Youths». *Biological Psychiatry: Cognitive Neuroscience and Neuroimaging*. Oktober 2018; 3(10): 860–867.

Boks M. P., Rutten B. P., Geuze E., et al. «SKA2 Methylation is Involved in Cortisol Stress Reactivity and Predicts the Development of Post-Traumatic Stress Disorder (PTSD) After Military Deployment». *Neuropsychopharmacology*. 2016; 41(5): 1350–1356.

Charney D. S. «Psychobiological mechanisms of resilience and vulnerability:

implications for successful adaptation to extreme stress». *The American Journal of Psychiatry*. Februar 2004; 161(2): 195–216. Review

Cox S. J., Mezulis A. H., Hyde J. S. «The influence of child gender role and maternal feedback to child stress on the emergence of the gender difference in depressive rumination in adolescence». *Developmental Psychology*. 2010; 46(4): 842–852.

Curran E., Adamson G., Rosato M., De Cock P., Leavey G. «Profiles of childhood trauma and psychopathology: US National Epidemiologic Survey». *Social Psychiatry and Psychiatric Epidemiology*. November 2018; 53(11): 1207–1219.

Elbassuoni E. A. «Gender differences in ghrelin response to chronic immobilization stress in rats: possible role of estrogen». *General Physiology and Biophysics*. 2014; 33(1): 111–20.

Farhood L., Fares S., Hamady C. «PTSD and gender: could gender differences in war trauma types, symptom clusters and risk factors predict gender differences in PTSD prevalence?». *Archives of Women's Mental Health*. Dezember 2018; 21(6): 725–733.

Giudice M. Del, Ellis B. J., Shirtcliff E. A. «The Adaptive Calibration Model of stress responsivity». *Neuroscience & Biobehavioral Reviews*. 2011; 35(7): 1562–1592.

Handa R. J., Mani S. K., Uht R. M. «Estrogen receptors and the regulation of neural stress responses». *Neuroendocrinology*. 2012; 96(2): 111–118.

Hapke U., Schumann A., Rumpf H. J., John U., Meyer C. «Post-traumatic stress disorder: the role of trauma, pre-existing psychiatric disorders, and gender». *European Archives of Psychiatry and Clinical Neuroscience*. August 2006; 256(5): 299–306.

Jones A. B., Gupton R., Curtis K. S. «Estrogen and voluntary exercise interact to attenuate stress-induced corticosterone release but not anxiety-like behaviors in female rats». *Behavioural Brain Research*. September 2016 15; 311: 279–286.

Meléndez J. C., Mayordomo T., Sancho P., Tomás J. M. «Coping strategies: gender differences and development throughout life span». *The Spanish Journal of Psychology*. 2012; 15(3): 1089–1098.

Moser J. S., Hajcak G., Simons R. F., Foa E. B. «Posttraumatic stress disorder symptoms in trauma-exposed college students: the role of trauma-related cognitions, gender, and negative affect». *Journal of Anxiety Disorders*. 2007; 21(8): 1039–1049.

Ramikie T. S., Ressler K. J. «Stress-related disorders, pituitary adenylate cyclase-activating peptide (PACAP)ergic system, and sex differences». *Dialogues in Clinical Neuroscience.* Dezember 2016; 18(4): 403–413.

Sareen J., Erickson J., Medved M. I., Asmundson G. J., Enns M. W., Stein M., Leslie W., Doupe M., Logsetty S. «Risk factors for post-injury mental health problems». *Depression and Anxiety.* April 2013; 30(4): 321–327.

Serova L. I., Maharjan S., Sabban E. L. «Estrogen modifies stress response of catecholamine biosynthetic enzyme genes and cardiovascular system in ovariectomized female rats». *Neuroscience.* 2005; 132(2): 249–259.

Silva C. C. da, Lazzaretti C., Fontanive T., Dartora D. R., Bauereis B., Gamaro G. D. «Estrogen-dependent effects on behavior, lipid-profile, and glycemic index of ovariectomized rats subjected to chronic restraint stress». *Behavioural Processes.* März 2014; 103: 327–333.

Street A. E., Dardis C. M. «Using a social construction of gender lens to understand gender differences in posttraumatic stress disorder». *Clinical Psychology Review.* Dezember 2018; 66: 97–105.

Vinkers C. H., Geuze E., van Rooij S. J. H., et al. «Successful treatment of post-traumatic stress disorder reverses DNA methylation marks». *Molecular Psychiatry.* November 2019; 10.1038/s41380-019-0549-3.

Wei J., Yuen E.Y., Liu W., Li X., Zhong P., Karatsoreos I. N., McEwen B. S., Yan Z. «Estrogen protects against the detrimental effects of repeated stress on glutamatergic transmission and cognition». *Molecular Psychiatry.* Mai 2014; 19(5): 588–598.

Yuen E. Y., Wei J., Yan Z. «Estrogen in prefrontal cortex blocks stress-induced cognitive impairments in female rats». *The Journal of Steroid Biochemistry and Molecular Biology.* Juni 2016; 160: 221–226.

13. Unterschiedliche Schwachstellen

Agüera Z., Brewin N., Chen J., Granero R., Kang Q., Fernandez-Aranda F., Arcelus J. «Eating symptomatology and general psychopathology in patients with anorexia nervosa from China, UK and Spain: A cross-cultural study examining the role of social attitudes». *PLOS One.* März 2017 16; 12(3): e0173781.

Altemus M., Sarvaiya N., Neill Epperson C. «Sex differences in anxiety and depression clinical perspectives». *Frontiers in Neuroendocrinology.* 2014; 35(3): 320–330.

Asher M., Asnaani A., Aderka I.M. «Gender differences in social anxiety disorder: A review». *Clinical Psychology Review.* 2017; 56: 1–12.

Asselmann E., Kische H., Haring R., Hertel J., Schmidt C.O., Nauck M., Beesdo-Baum K., Grabe H. J., Pané-Farré C. A. «Prospective associations of androgens and sex hormone-binding globulin with12-month, lifetime and incident anxiety and depressive disorders in men and women from the general population». *Journal of Affective Disorders.* 2019 15; 245: 905–911.

Bandelow B., Michaelis S. «Epidemiology of anxiety disorders in the 21st century». *Dialogues in Clinical Neuroscience.* 2015; 17(3): 327–335.

Boer J. de, Prikken M., Lei W. U., Begemann M., Sommer I. «The effect of raloxifene augmentation in men and women with a schizophrenia spectrum disorder: a systematic review and meta-analysis». *NPJ Schizophrenia.* 2018 10; 4(1): 1.

Caye A., Spadini A. V., Karam R. G., Grevet E. H., Rovaris D. L., Bau C. H., Rohde L. A., Kieling C. «Predictors of persistence of adhd into adulthood: a systematic review of the literature and meta-analysis». *European Child & Adolescent Psychiatry.* November 2016; 25(11): 1151–1159.

Coelho J. S., Lee T., Karnabi P., Burns A., Marshall S., Geller J., Lam P. Y. «Eating disorders in biological males: clinical presentation and consideration of sex differences in a pediatric sample». *International Journal of Eating Disorders.* November 2018 26; 6: 40.

Diehl M. M. «It's in the Genes: A New Marker for Sex Differences in Depression and Anxiety». *Biological Psychiatry.* 2018 1; 83(3): e35–e36.

Donner N. C., Lowry C.A. «Sex differences in anxiety and emotional behavior». *Pflügers Archiv: European Journal of Physiology.* 2013; 465(5): 601–626.

Eschbach J., Schwalenstöcker B., Soyal S. M., Bayer H., Wiesner D., Akimoto C., Nilsson A. C., Birve A., Meyer T., Dupuis L., Danzer K. M., Andersen P. M., Witting A., Ludolph A. C., Patsch W., Weydt P. «PGC-1α is a male-specific disease modifier of human and experimental amyotrophic lateral sclerosis». *Human Molecular Genetics.* 2013 1; 22(17): 3477–3484.

Frutiger K., Lukas T.J., Gorrie G., Ajroud-Driss S., Siddique T. «Gender difference in levels of Cu/Zn superoxide dismutase (SOD1) in cerebrospinal fluid of patients with amyotrophic lateral sclerosis». *Amyotrophic Lateral Sclerosis.* 2008; 9(3): 184–187.

Galmiche M., Déchelotte P., Lambert G., Tavolacci M. P. «Prevalence of eating disorders over the 2000–2018 period: a systematic literature review». *The American Journal of Clinical Nutrition.* Mai 2019 1; 109(5): 1402–1413.

Geary D. C. «Autism in the broader context of cognitive sex differences. *Proceedings of the National Academy of Sciences of the United States of America.* 2018 27; 115(48): 12089–12091.

Green R. M., Travers A. M., Howe Y., McDougle C. J. «Women and Autism Spectrum Disorder: Diagnosis and Implications for Treatment of Adolescents and Adults». *Current Psychiatry Reports.* 2019 9; 21(4): 22.

Hewitt P. L., Coren S., Steel G. D. «Death from anorexia nervosa: age span and sex differences». *Aging and Mental Health.* 2001; 5(1): 41–46.

Kasdagli M. I., Katsouyanni K., Dimakopoulou K., Samoli E. «Air pollution and Parkinson's disease: A systematic review and meta-analysis up to 2018». *International Journal of Hygiene and Environmental Health.* 2019; 222(3): 402–409.

Kawa I., Carter J. D., Joyce P. R., Doughty C. J., Frampton C. M., Wells J. E., Walsh A. E., Olds R. J. «Gender differences in bipolar disorder: age of onset, course, comorbidity, and symptom presentation». *Bipolar Disorders.* 2005; 7(2): 119–125.

Keating C. «Sex differences precipitating anorexia nervosa in females: the estrogen paradox and a novel framework for targeting sex-specific neurocircuits and behavior». *Current Topics in Behavioral Neurosciences.* 2011; 8: 189–207.

Keers R., Aitchison K. J. «Gender differences in antidepressant drug response». *International Review of Psychiatry.* 2010; 22(5): 485–500.

Lai M. C., Lombardo M. V., Auyeung B., Chakrabarti B., Baron-Cohen S. «Sex/gender differences and autism: setting the scene for future research». *Journal of the American Academy of Child and Adolescent Psychiatry.* 2015; 54(1): 11–24.

Li S. H., Graham B. M. «Why are women so vulnerable to anxiety, trauma-related and stress-related disorders? The potential role of sex hormones». *Lancet Psychiatry.* 2017;4(1): 73–82.

Lijster J. M., Dierckx B., Utens E. M., Verhulst F. C., Zieldorff C., Dieleman G. C., Legerstee J. S. «The Age of Onset of Anxiety Disorders». *The Canadian Journal of Psychiatry.* April 2017; 62(4): 237–246.

Maeng L. Y., Milad M. R. «Sex differences in anxiety disorders: Interactions between fear, stress, and gonadal hormones». *Hormones and Behaviour.* 2015; 76: 106–117.

Margari L., Palumbi R., Peschechera A., Craig F., de Giambattista C., Ventura P., Margari F. «Sex-Gender Comparisons in Comorbidities of Children and Adolescents With High-Functioning Autism Spectrum Disorder». *Frontiers in Psychiatry*. März 2019 26; 10: 159.

Marjoribanks J., Farquhar C., Roberts H., Lethaby A., Lee J. «Longterm hormone therapy for perimenopausal and postmenopausal women». *Cochrane Database Systematic Reviews*. Januar 2017 17; 1: CD004143.

Martin J., Walters R.K., Demontis D., Mattheisen M., Lee S.H., Robinson E., Brikell I., Ghirardi L., Larsson H., Lichtenstein P., Eriksson N.; 23andMe Research Team; Psychiatric Genomics Consortium: ADHD Subgroup; IPSYCH-Broad ADHD Workgroup, Werge T., Mortensen P. B., Pedersen M. G., Mors O., Nordentoft M., Hougaard D. M., Bybjerg-Grauholm J., Wray N.R., Franke B., Faraone S. V., O'Donovan M. C., Thapar A., Børglum A. D., Neale B. M. «A Genetic Investigation of Sex Bias in the Prevalence of Attention-Deficit/Hyperactivity Disorder». *Biological Psychiatry*. 2018 15; 83(12): 1044–1053.

McCarrey A. C., Resnick S. M. «Postmenopausal hormone therapy and cognition». *Hormones and Behaviour*. 2015; 74: 167–172.

Morgan K. N., Derby C. A., Gleason C. E. «Cognitive Changes with Reproductive Aging, Perimenopause, and Menopause». *Obstetrics and Gynecology Clinics of North America*. 2018; 45(4): 751–763.

Moser J. S., Moran T. P., Kneip C., Schroder H. S., Larson M. J. «Sex moderates the association between symptoms of anxiety, but not obsessive compulsive disorder, and error-monitoring brain activity: A meta-analytic review». *Psychophysiology*. 2016; 53(1): 21–29.

Nakai Y., Nin K., Noma S., Teramukai S., Fujikawa K., Wonderlich S. A. «Changing profile of eating disorders between 1963 and 2004 in a Japanese sample». *International Journal of Eating Disorders*. August 2018; 51(8): 953–958.

Niu H., Álvarez-Álvarez I., Guillén-Grima F., Aguinaga-Ontoso I. «Prevalence and incidence of Alzheimer's disease in Europe: A meta-analysis». *Neurologia*. 2017; 32(8): 523–532.

Parker G., Brotchie H. «Gender differences in depression». *International Review of Psychiatry*. 2010; 22(5): 429–436.

Pike K. M., Dunne P. E. «The rise of eating disorders in Asia: a review». *Journal of Eating Disorders*. Sep 2015 17; 3: 33.

Pinares-Garcia P., Stratikopoulos M., Zagato A., Loke H., Lee J. «Sex: A Significant Risk Factor for Neurodevelopmental and Neurodegenerative Disorders». *Brain Sciences.* 2018 13; 8(8).

Podcasy J. L., Epperson C.N. «Considering sex and gender in Alzheimer disease and other dementias». *Dialogues in Clinical Neuroscience.* Dezember 2016; 18(4): 437–446.

Rynkiewicz A., Łucka I. «Autism spectrum disorder (ASD) in girls. Co-occurring psychopathology. Sex differences in clinical manifestation». *Psychiatria polska.* 2018 24; 52(4): 629–639.

Salk R. H., Hyde J. S., Abramson L. Y. «Gender differences in depression in representative national samples: Meta-analyses of diagnoses and symptoms». *Psychological Bulletin.* August 2017; 143(8): 783–822.

Sarner-Levin K., Canetti L., Latzer Y., Bonne O., Lerer B., Bachar E. «Anorexia Nervosa, Selflessness, and Gender-role Identity: A Study of Daughters and Parents». *Israel Journal of Psychiatry and Related Sciences.* 2018; 55(1): 25–33.

Songtachalert T., Roomruangwong C., Carvalho A. F., Bourin M., Maes M. «Anxiety Disorders: Sex Differences in Serotonin and Tryptophan Metabolism». *Current Topics in Medicinal Chemistry.* 2018; 18(19): 1704–1715.

Timko C. A., DeFilipp L., Dakanalis A. «Sex Differences in Adolescent Anorexia and Bulimia Nervosa: Beyond the Signs and Symptoms». *Current Psychiatry Reports.* Januar 2019; 21(1): 1.

Tsai M. C., Gan S. T., Lee C. T., Liang Y. L., Lee L. T., Lin S. H. «National population-based data on the incidence, prevalence, and psychiatric comorbidity of eating disorders in Taiwanese adolescents and young adults». *International Journal of Eating Disorders.* November 2018; 51(11): 1277–1284.

Valente S., Di Girolamo G., Forlani M., Biondini A., Scudellari P., De Ronchi D., Atti A. R. «Sex-specific issues in eating disorders: a clinical and psychopathological investigation». *Eating and Weight Disorders.* 2017; 22(4): 707–715.

Young L. J., Pfaff D. W. «Sex differences in neurological and psychiatric disorders». *Frontiers in Neuroendocrinology.* 2014; 35(3): 253–254.

14. Das Geheimnis wird gelüftet

Die in diesem Kapitel angesprochenen Themen und Fakten sind in den vorhergehenden Kapiteln bereits behandelt worden, siehe dazu die Quellen der betreffenden Kapitel.

Beauvoir, de S. *Le deuxième Sexe*. (Gallimard: Parijs, 1949); in Deutsch erschienen unter dem Titel: *Das andere Geschlecht* (Übers. d. 1. Buches: Eva Rechel-Mertens, Übers. d. 2. Buches: Fritz Montfort, Rowohlt Verlag, Reinbek 1951).

15. Wie gendergerecht oder -ungerecht ist unsere Gesellschaft?

CBS: Krijgen mannen en vrouwen gelijk betaald? November 2016 https://www.cbs.nl/nl-nl/nieuws/2016/47/krijgen-mannen-en-vrouwen-gelijk-loon-voor-gelijk-werk-

Eurostat: Gender pay statistics 2017 https://ec.europa.eu/eurostat/statistics-explained/index.php/Gender_pay_gap_statistics

https://www.nrc.nl/nieuws/2020/04/29/ouders-krijgen-deels-be-taald-verlof-a3998244

https://www.ocwincijfers.nl/emancipatie/participatie-van-vrouwen/economische-zelfstandigheid

Lockman D. All the Rage: Mothers, Fathers, and the Myth of Equal Partnership. (HarperCollins: New York, 2019).

Lückerath-Rovers M. The female board index 2019.

Nationaal Salarisonderzoek 2019 https://www.intermediair.nl/acties/nationaal-salaris-onderzoek

Slaughter A.M. «Why Women Still Can't Have It All». *The Atlantic* 2017, Nr 7.

16. Gemeinsam stark?

Aitken Z., Garrett C. C., Hewitt B., Keogh L., Hocking J. S., Kavanagh A. M. «The maternal health outcomes of paid maternity leave: a systematic review». *Social Science & Medicine*. 2015; 130: 32–41.

Bosak J., Sczesny S., Eagly A.H. «The impact of social roles on trait judgments: a critical reexamination». *Personality and Social Psychology Bulletin.* 2012; 38(4): 429–440.

Campbell L. G., Mehtani S., Dozier M. E., Rinehart J. «Gender-hetero-geneous working groups produce higher quality science. *PLOS One.* 2013 30; 8(10): e79147.

Dickerson V. «Patriarchy, power, and privilege: a narrative/poststructural view of work with couples». *Family Process.* März 2013; 52(1): 102–114.

Dijk H. van, van Engen M. L. «The Flywheel Effect of Gender Role Expectations in diverse Work Groups.» *Frontiers in Psychology.* 2019 7; 10: 976.

Weinacker A., Stapleton R.D. «Still a man's world, but why?» *Critical Care.* Januar 2013; 17(1): 113.

Eagly A.H., Chin J.L. «Diversity and leadership in a changing world». *American Psychologist.* 2010; 65(3): 216–224.

Eagly A. H., Eaton A., Rose S. M., Riger S., McHugh M. C. «Feminism and psychology: analysis of a half-century of research on women and gender». *American Psychologist.* 2012; 67(3): 211–230.

Eagly A.H., Johannesen-Schmidt M. C., van Engen M.L. «Transformational, transactional, and laissez-faire leadership styles: a meta-analysis comparing women and men». *Psychological Bulletin.* 2003; 129(4): 569–591.

Eagly A. H., Karau S. J. «Role congruity theory of prejudice toward female leaders». *Psychological Review.* 2002; 109(3): 573–598.

Eagly A. H., Miller D. I. «Scientific Eminence: Where Are the Women?» *Perspectives on Psychological Science.* 2016; 11(6): 899–904.

Eagly A. H., Nater C., Miller D. I., Kaufmann M., Sczesny S. «Gender stereotypes have changed: A cross-temporal meta-analysis of U.S. public opinion polls from 1946 to 2018.» *American Psychologist.* Juli 2019.

Eagly A. H., Sczesny S. «Editorial: Gender Roles in the Future? Theoretical Foundations and Future Research Directions». *Frontiers in Psychology.* 2019 4; 10: 1965.

Eagly A. H., Steffen V. J. «Gender and aggressive behavior: a meta-analytic review of the social psychological literature». *Psychological Bulletin.* 1986; 100(3): 309–330.

Eagly A. H., Wood W. «The Nature-Nurture Debates: 25 Years of Challenges in Understanding the Psychology of Gender». *Perspectives on Psychological Science.* 2013; 8(3): 340–357.

Eagly A. H. «The his and hers of prosocial behavior: an examination of the social psychology of gender». *American Psychologist*. 2009; 64(8): 644–58.

Gustafsson Sendén M., Bäck E. A., Lindqvist A. «Introducing a gender-neutral pronoun in a natural gender language: the influence of time on attitudes and behavior». *Frontiers in Psychology*. 2015 1; 6: 893.

Heyman R. E., Hunt-Martorano A. N., Malik J., Slep A. M. «Desired change in couples: gender differences and effects on communication». *American Psychologist*. August 2009; 23(4): 474–484.

Howard A., Borenstein J. «The Ugly Truth About Ourselves and Our Robot Creations: The Problem of Bias and Social Inequity». *Science and Engineering Ethics*. Oktober 2018; 24(5): 1521–1536.

https://nos.nl/artikel/2289021-groot-brittannie-verbiedt-reclames-met-stereotiepe-rolverdeling.html

Koenig A. M., Eagly A. H., Mitchell A. A., Ristikari T. «Are leader stereotypes masculine? A meta-analysis of three research paradigms». *Psychological Bulletin*. 2011; 137(4): 616–642.

Martin M., Davis P., Dancer J. «Conversations between older men and women: turn-taking and topics». *Perceptual and Motor Skills*. 996; 83(3 Pt 2): 1330.

Moè A. «Effects of Group Gender Composition on Mental Rotation Test Performance in Women». *Archives of Sexual Behavior*. 2018; 47(8): 2299–2305.

Parish-Morris J., Liberman M. Y., Cieri C., Herrington J. D., Yerys B.E., Bateman L., Donaher J., Ferguson E., Pandey J., Schultz R.T. «Linguistic camouflage in girls with autism spectrum disorder». *Molecular Autism*. September 2017 30; 8: 48.

Solal I., Snellman K. «Women Don't Mean Business? Gender Penalty in Board Composition». *Organization Science*. November 2019; 30(6): 1270–1288.

Tavits M., Pérez E. O. «Language influences mass opinion toward gender and LGBT equality». *Proceedings of the National Academy of Sciences of the United States of America*. 2019 20; 116(34): 16781–16786.

Wood W., Eagly A. H. «A cross-cultural analysis of the behavior of women and men: implications for the origins of sex differences». *Psychological Bulletin*. 2002; 128(5): 699–727.

Wood W., Eagly A. H. «Once again, the origins of sex differences». *American Psychologist*. 2000; 55(9): 1062–1063.

Bildnachweis

Vorderer und hinterer Vorsatz: Nach Hearne et al., Scientific Report 2016
Seite 13: iStock Photo
Seite 27, 34, 68, 136: Ton Markus
Seite 81: Cultura Creative Ltd./Alamy Stock Photo
Seite 107: 123RF Photo
Seite 128: privat

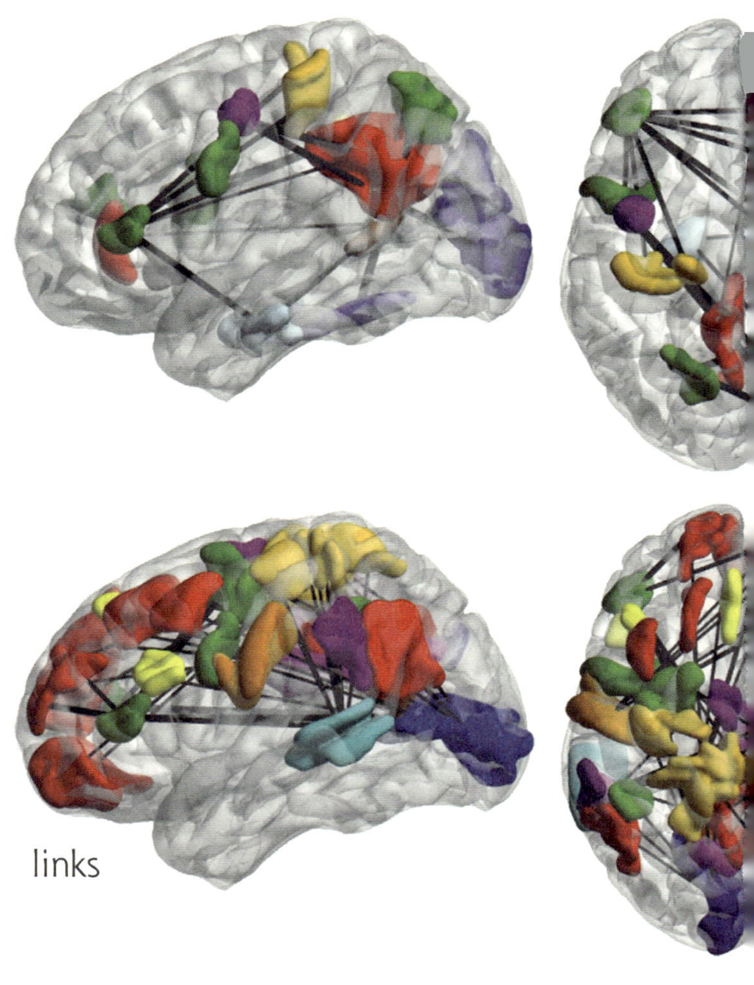

- Default-Mode-Netzwerk
- frontal-parietales Netzwerk
- Salienz-Netzwerk
- cingulo-parietales Netzwerk
- cingulo-operculares Netzwerk
- retrospleniales Netzwerk

Funktionelle Netzwerke, mit der